# 我头痛
# 你的头痛

王晓晴 著

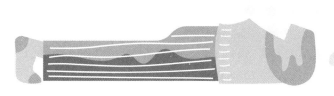

贵州出版集团
贵州人民出版社

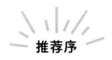

# 身体是心灵的剧场，学会与头痛和平共处

　　随着社会的飞速发展，人们的生活、工作方式等发生了翻天覆地的变化。同时，社会竞争的加剧、生活节奏的加快以及工作压力的增加，都会引起人们身体及心理方面的问题。在我坐诊心理科及成人精神科的职业生涯中，最常见的问题就是睡眠障碍、失眠以及头痛。

　　不少患者因失眠、抑郁症、双相障碍、焦虑症、阿尔茨海默病出现头晕、头痛、易疲劳等症状。白天总是胡思乱想，时不时心慌、紧张，夜里入睡困难，即便睡下也容易惊醒……这些患者在向我倾诉病痛问题时，我虽无法对他们的情况感同身受，但我能体会到他们内心的无助与绝望——与病痛斗争仿佛占据了他们生活的全部，病痛夺走了快乐，扰乱了宁静。而头痛作为其中最典型且影响生活质量的躯体症状，自然值得说上一说。及时就医是我对头痛患者的首要建议，因为这些躯体症状继续发展下去可能会进一步加重精神方面的问题。

如果患者饱受头痛症状的折磨，建议尽快去医院就诊，让医生进行专业诊断。医生会对患者的情况进行综合分析，看看到底是躯体疾病还是精神方面的问题。如果是躯体疾病，医生就会对患者采取药物治疗和物理治疗。如果是精神问题，往往是最难治愈的，因为它常常伴随着情绪方面的变化。如果我们能合理控制情绪方面的变化，那么躯体症状也会得到有效的缓解。

　　有时头痛让人觉得无所谓，可能是因为剧烈疼痛得到缓解后会让人如获新生，庆幸疼痛终于结束；有时头痛让人觉得可怕，可能在于它会反复、无常地造访，不知做了什么就会踩到这颗深埋的定时炸弹，"砰"的一下破坏了我们的工作和生活。实际上，头痛起到一种保护性的警示作用，它提示我们身体已经出了问题，需要深挖细节来追踪疾病元凶。

　　《我头痛你的头痛》包含了有关头痛的方方面面，如头痛的分类、原因、症状、治疗方法等。当大家面对头痛时，可以根据书中的内容做出初步自我判断，是偏头痛还是紧张性头痛，又或是三叉神经自主神经性头痛等。但即使大家通过本书对这个疾病有了更清楚的认识，也得有与疾病共同生存的觉悟——有些病痛能够得到暂时缓解，但是想要追求完全治愈的目标，就等同于给自己一份新的压力。

　　在机制和治疗上，头痛有时作为功能性疾病，找不到确凿的病理学依据，而情绪是一个良好的突破口，梁启超曾言："凡人必常常生活于趣味之中，生活才有价值。"远离不必要的焦虑，做好该做的准备，踏踏实实过好当下每一天，才是对未来人生最好的馈赠——如果能在每一个还算健康的时刻都全力以赴，保持规律的生活习惯方式，或者从病痛中痊愈后总结规律并带着热情再次投入生活，就能让头痛逐渐远离。

希望本书能够帮助你正确认识并对待头痛，也祝愿每个患者和饱受头痛折磨的人能早日走出头痛的迷雾与阴霾。

李则挚

广州医科大学附属脑科医院成人精神科科主任、研究员、教授

上海交通大学医学院精神病与精神卫生学博士

美国国立卫生研究院（NIH）博士后、研究员

中华医学会心身医学分会青年委员会副主任委员

# 你不知道的头痛

各位亲爱的读者，你们好！相信把这本书捧在手上的很多人都是为头痛所累，动辄寝食难安，所以我想在这本书里尽可能多地给大家分享一些关于头痛的知识。

疼痛虽然急剧，但仍是有迹可循的，很多头痛的发作期就好比事物的高潮部分，猛烈而激昂，如同戏剧矛盾和冲突最极致的环节。但是重头戏发生之前往往会有一些征兆，头痛发生前的序列事件可以理解为"前传"。比如，偏头痛发作时的头部疼痛通常持续4～72小时，但前驱症状在疼痛发作前48小时就已开始，而发作后症状还会在疼痛得到缓解后持续48小时，因此偏头痛真正的发作持续时间可比实际感受到的头痛持续时间长得多！了解这一点是给出精准应对方案的一个整体前提，在临床治疗中医生需要把控全局，患者也需要尽可能详细地提供关于头痛的相关细节。

头痛看似普通寻常，似乎人人都了解，但在我的临床经验中发现不少关于它的误解，下面我将简单列举并加以解释，让大家对头痛有个大致的概念。

- 头痛得这么厉害，是不是得了什么重病？首先，头痛是宽泛的概念，并不特指疾病名称，它或是毫无理由、直捣神经的原发性头痛，或是由某类疾病导致的症状。头痛发作的原因不见得就是得了肿瘤，不过仍要注意颅内病变、脑血管疾病、感染或中毒的可能。可以说它比较常见，不要过于担心。

- 每次头痛发作时，试了所有办法也收效甚微，后来硬挺着也能熬过去，是不是不用专门治疗？由于头痛分为很多种类，而不同种类的头痛往往对应着不同的治疗方法。针对长期头痛的人，我建议及时到医院检查，以确认是哪种头痛。对待头痛需要谨慎，不必过于担忧，也不能不当回事，最重要的是，不要草率吃药。

- 为什么服用止痛药会逐渐没有效果，反而发作得越来越频繁？服用止痛药跟我们常见的吸烟饮酒一样也会成瘾。开始服用止痛药后效果明显，似乎迎来一段药物的蜜月期。可一旦停下来，头痛就会加重，所以不得不加量使用止痛药，这种情况被称为药物过度使用性头痛。患者滥用药物后，中枢神经的相关止痛受体变得越来越迟钝，中枢神经系统自身的抗头痛机制逐渐被削弱，反而出现痛觉过敏——正常人感受不到的刺激都可以一石激起千层浪，诱发或加重头痛。最终，头痛发作得更加频繁，程度更加严重，这样就形成了对止痛药生理上和心理上的依赖。一旦停用止痛药，就像戒毒似的产生种种戒断症状，如抑郁、焦虑、睡眠障碍、胃口不好等。

对于头痛，大家最关心的肯定是怎么治疗和处理，但鉴于个体对疼痛的反应差异较大，治疗方法也不存在绝对的标准。因此在本书中，我仅根据相关医学指南和相关参考资料提供一些常规的应对手段。

本书设置的阅读顺序如下，读者无须按照顺序阅读，可以根据个人需要来选择性浏览：

- 第一章引入关于头痛的关键点，帮助大家初步了解头痛。让有相关问题困扰的人做好就医和自我管理的准备，建议每个人都阅读一下。
- 第二章主要介绍所有头痛中最令人摸不着头脑的偏头痛。这是一种相对纯粹的头痛，不常掺和其他因素，其实就是原发性头痛。偏头痛属于中重度头痛，依靠患者自己解决较难，但由于它的症状典型，相关研究较多，因此目前临床治疗效果比较好。我将从偏头痛的症状表现、诱因、机制、治疗等角度深入介绍。
- 第三章介绍头痛家族的其他成员，它们的症状虽不如偏头痛典型，但仍困扰着一部分人群。其中有上班族中较为常见的紧张性头痛，有特定行为导致的相关头痛，也有必须重视的其他头痛类型。

- 第四章我将从饮食、运动、睡眠、情绪等方面给出翔实的应对方案，不仅能给突如其来的头痛危机及时灭火，还能帮大家在日常生活中做到合理预防。
- 此外，每章额外设置了延伸知识和专栏，趣味科普有关头痛的前世今生、通过疼痛位置锁定头痛原因，以及为上班族提供的自救锦囊，等等。

希望大家读过本书之后，能有效识别和预防头痛问题，让头痛不再恣意妄为，从而极大提升日常工作和生活效率，这也是我作为医生及科普工作者的最大心愿。

# 目　录

CHAPTER ONE

## 第一章　糟糕，又头痛了

CHAPTER TWO

## 第二章　捉摸不透的偏头痛

CHAPTER THREE

第三章 其他头痛，也须警惕

## CHAPTER FOUR

## 第四章　如何缓解头痛危机

第 一 章

# 糟糕，
# 又头痛了

说起头痛，其实医生说的头痛与患者诉说的头痛有时候并不是一件事情。所以，让我们先来厘清一下医生说的头痛到底是什么。

有些患者捂着自己的脸颊来到诊室，告诉我："医生，我头痛，怎么办？"此时我就会指着头痛门诊的健康宣教板，回应他："关于你患了什么病我暂时不清楚，但你这种情况应该不是头痛。"

头痛的定义是：局限于头颅上半部，包括眉弓、耳轮上缘和后发际线以上部位的疼痛。头痛病因繁多，诸如神经痛、颅内感染、颅内占位病变、脑血管疾病、颅外头面部疾病，以及全身疾病如急性感染、中毒等均可导致头痛。发病人群遍及老中青三代，无论身处哪个年龄段都难以幸免。

如果不太理解上面的专业说法，请你像往常一样，戴上一顶合适尺寸的鸭舌帽，将帽檐压低到眉毛处。只有头颅被帽子覆盖的那一部分感到疼痛，才是解剖学上真正意义的头痛。

如果指着自己的鼻子或者脸颊说头痛，实际上是发生了面痛，比如常见的三叉神经痛。而头痛涉及的颅内痛觉敏感结构和面痛所涉及的结构有很大的区别，二者的发病机制、治疗手段以及严重程度均不能混淆。

## 头痛的两大类

头痛大体上分为原发性头痛和继发性头痛这两类，后者与某个可以导致头痛的疾患在发生时间上有密切关联，是一种还算找得着病因的头痛。而原发性头痛一般是找不到肿瘤、血管病、鼻窦炎等继发因素的。这样说不清道不明的原发性头痛并不像糖尿病、高血压一样，有明确的偏离正常范围的异常生理指标（比如血糖、血压）来提示和确诊，并且经过相关检查以后可以发现血管、心脏组织结构改变等器质性病理改变。比较常见的原发性头痛就是我们常说的偏头痛、紧张性头痛等，在后续章节中我将分别为大家讲解。

关于头痛的发病率，一个令人震惊的数据是：近一半的成年人每年至少会发生一次头痛。这句描述里有频率有概率，内涵非常丰富。从概率上看，疼或不疼的概率各占一半；从频率上看，一年至少发作一次，就像节日一样——甚至一年还不止一次，但是频率低的情况并不一定需要医疗手段干预。

美国头痛协会（AHS）称，全美国有超过4500万人遭受过慢性头痛。这种头痛会造成严重、反复的疼痛。其中某类头痛也很难治疗，或者需要花费很长时间、很大经济成本来治疗。许多专家正致力于研究头痛的治疗方法或者主要帮助慢性头痛的患者。世界卫生组织甚至将严重的偏头痛定性为致残最严重的慢性疾病之一。目前，一种很有效果的新型药物正在研发中，为临床使用而进行大规模实验，在本书最后一章我会再为大家介绍。现在的痛先忍忍，前景还是美好的！

国内的数据是怎样的呢？流行病学调查表明，在我国，头痛疾病的患病率为9.85%，30岁以下的患者人数逐年增长，男女患病率比约为1∶4。最常见的紧张性头痛和偏头痛的患病率分别为10.77%和9.30%，每位城市患者平均每年需要花费1098.08元来治疗头痛。

头痛人数近年来呈现增加趋势，原因之一是现在人们的压力普遍较大，受焦虑、抑郁困扰的人数逐年增加，熬夜、久坐伏案工作、睡眠不规律等不良习惯多会诱发头痛；其次，和以前相比，尤其是城市居民，更愿意去医院寻找病因。这倒是一个好现象，毕竟及时发现问题总比藏着掖着而不去就医要好。

头痛是公共卫生问题，一辈子没体会过头痛的人恐怕不到所有人口的1%，它对人们的生活影响很大。以偏头痛为例，根据世界卫生组织发布的《2015年世界卫生统计》所述，偏头痛的年患病率在所有疾病中排名第4，在造成社会负担方面排名第6，而紧张性头痛的排名则更靠前。一些研究显示，80%的人一生中遭遇过明确的不同程度的头痛。看起来什么人都有很大概率罹患头痛。

最近的统计数据显示，我国每天有1230万的成年人在饱受头痛的煎熬。其中只有7%的人可能有器质性问题，比如由脑血管畸形、脑动脉瘤、脑瘤等脑部疾病引起的继发性头痛。余下的大多数人多患有原发性头痛，头痛经常由各种各样的诱因造成，如睡眠障碍、压力、噪声、疲劳、饮食、月经周期、天气变化、光照、异味和酒精。其中，酒精、月经周期、含酚类食物、含酪胺食物等诱因还可见遗传易感性。

有关头痛家族史方面，首先应该明确，多数头痛是没有遗传倾向的。从目前的临床流行病学研究来看，原发性头痛当中的偏头痛这一类型，临床上可见遗传倾向，比如母亲有偏头痛病史，女儿出现偏头痛的可能性相对较大。除此之外，其他头痛，包括所有种类的继发性头痛和其他种类的原发性头痛，均没有充分的证据以支持其在遗传上存在关联，它们都跟高血压一样，是不能算作遗传病的。

偏头痛40%～60%的遗传率说明遗传因素在这个疾病的发生和发展过程中发挥着重要作用。得益于近年来基因分析技术的飞速发展，国际头痛遗传学联盟（IHGC）得以进行大规模关联分析，以确定常见偏头痛的风险基因，为治疗提供了积极的前景。

从性别来看，偏头痛偏爱年轻女性，根据2012年我国一项有关偏头痛的入户调查，女性年患病率达12.8%，其中女性与男性之比约为2∶1，2/3的患者在35岁以前发病。其他类型的头痛则没有那么明显的性别特征。从年龄来看，青壮年人群的头痛类型以原发性头痛为主，多见于容易焦虑、紧张的上班族和埋头苦读的学生群体。到了老年就变成继发性头痛占多数了，因为人年纪大了之后更容易患器质性疾病，那种"找得到原因"的头痛就接踵而至。

# 儿童头痛

儿童也会遭遇症状严重的头痛，我以前便接诊过一名这样的小患者。那是在一个寒冬前夕的下午，愁眉苦脸的家长带着一个哭得撕心裂肺的孩子进了我的诊室。我开始翻看孩子以前的病历，发现之前他的门诊记录大多都是在消化科，很难想象这么小的孩子已经把消化科几乎所有的检验、检查翻来覆去做了个遍。孩子哇哇大哭并喊着肚子疼，我却怎么也找不到原因，天真无邪的孩子既不像是因焦虑、抑郁而出现躯体化障碍，也不像是为了想要逃课而编谎话吓唬家长。

经年累月地痛下去也不是办法，于是我们几个神经科医生经会诊和神经查体之后给出了"腹型偏头痛"的诊断。这个头痛类型属于《国际头痛疾病分类》第3版里"原发性头痛—偏头痛"类目下的"可能与偏头痛相关的周期综合征"。

但这个孩子从来没出现过头痛，那为什么我们几位医生会给出这种功能性疾病的诊断呢？让我们先来归纳这名小患者的情况：儿童期反复发作的腹部中间区域疼痛；患儿经常伴有典型偏头痛的特征，包括怕光、怕吵、厌食、恶心呕吐和面色苍白等；腹痛发作的持续时间跟偏头痛一样，在几小时到3天的范围之间波动。不痛的时候不会影响日常生活，发作时也不会出现头痛的症状。这就是《国际头痛疾病分类》第3版里编码为1.6.1.2的腹型偏头痛。

相关研究显示，该疾病的儿童患病率在2.4% ～ 9.2%，发病年龄高峰在6 ～ 12岁。结合我国现行的生育政策，将患病率乘以我国儿童人口基数，所得出来的实际患者人数并不少。经过规范的偏头痛药物治疗，一段时间后，小患者的所有症状基本上消除了。这样的孩子往往都有偏头痛的相关家族患病背景，成年后极有可能发展为典型偏头痛。

孩子的事可是大事，所以在本节中我想额外来说一说儿童才会发生的头痛。

家长们需要注意，如果孩子的病史和体格检查都没有发现胃肠或肾脏疾病征象，借助别的检查手段后排除消化系统疾病——换句话说，胃肠道不存在结构性的病变，临床上的所有检查和化验也都显示无异常，那就要考虑腹型偏头痛这种疾病的可能了。有些孩子在成年后会自行好转，但大部分患有腹型偏头痛的孩子成年后会发展成典型的偏头痛。大家需要了解，这个疾病会反复发作，但性质上属于良性，如果发作具有明确诱因，就需要家长帮助孩子尽量去避免这些诱因。

目前关于腹型偏头痛药物治疗的研究不多，临床用药大多参照典型偏头痛的治疗方案。

# 明确头痛问题的关键点

有疼痛的地方就有争议，而且痛觉很容易激发人们糟糕的情绪体验。通常，围绕疼痛的问题描述总是主观的，有的人疼得睡不着觉，有的人却在床上打起了呼噜；有的人疼得无法吃饭，但有的人可以如常作息。即便有相对客观的疼痛量表，也需要医生仔细询问患者的感觉描述。因此作为医生，我在诊断患者的头痛情况时有几个关注点，总结来说就是时间因素、部位、性质、先兆前驱、伴随症状、日常活动、缓解方式、诱因和家族史、基础疾病。

下面我将简单介绍这些内容，是为了让大家在线下就诊前或网上就医时以这些因素为维度，配合头痛日记，把自己的头痛信息拼图尽可能地补充完整。

头痛的时间因素需要格外重视，包括是第一次发作，还是反复发作；发作的频率是怎么样的；每次发作持续多长时间。其中，如果是反复发作的，还要明确每次发作的疼痛类型是否一样，因为同一个患者可能同时患有紧张性头痛和偏头痛，也可能以前的头痛是偏头痛，现在的是紧张性头痛。事实是"每个患者都有患各种头痛的可能性"。

疼痛的部位一般不会漏问，多在前额、后枕部、颞侧、头顶或眶周。

性质主要分为胀痛、刺痛、搏动性疼痛或紧箍样疼痛等。

先兆前驱主要是针对偏头痛这种原发性头痛的。

至于伴随症状，以偏头痛为例，常见的包括疲劳、难以集中注意力、虚弱等，具体情况因人而异。

日常活动是需要明确头痛对日常活动的影响，以及日常体力活动是否会加剧头痛程度，它可以用来判断头痛程度，也可以作为诊断偏头痛的依据之一。

缓解方式顾名思义，就是一般采取什么方式能使头痛情况暂时有所改善。

有关诱因和家族史的内容，我已在"什么人容易头痛"一节中稍做阐述，具体可参考该节。临床中医生也会问及患者这两种情况，以作为诊断的参考。

基础疾病是指，患者是否由自身一些内科疾病而导致头痛的发生，比如高血压、失眠、感染、脑血管畸形、卵圆孔未闭。需要完善相关检查，因为有些隐藏的病因患者本人并不一定知情。

# 头痛日记在记录什么

为了避免痛完了就忘记症状和发作频率，消除回忆偏倚，并且在看头痛门诊的时候方便医生进行诊断，患者需要记录头痛日记。头痛日记用于记录与头痛有关的所有症状，对于头痛的诊断、治疗效果评估具有不言而喻的作用。

欧洲神经病学学会联盟（EFNS）指南指出，头痛日记是评价治疗的必要工具。例如，偏头痛3个月内的发作次数减少50%，就被认为治疗是成功的。3个月这么长的时间，发生那么多事情，试想如果没有头痛日记，如何准确了解头痛诊断和治疗效果这些重要信息呢？尤其是不方便到医院就诊而进行网络咨询的患者，首先在家里能做的就是尽可能详细地写日记，如实记录头痛的性质、疼痛程度、部位、持续时间、伴随症状等，女性患者还应记录月经周期及其与头痛的关系，以便医生能更加准确地分析病情。

日常生活中记录头痛日记不需要占用太多宝贵的时间。在每次头痛发作后回答表格上的问题，一般需要记录一个月（4周）观察到的所有症状，记录时请尽量保证准确性、完整性。头痛日记能帮助医生制定出正确的治疗策略。在记录期内，哪怕症状不明显，也应该将每一种症状都记下来，症状模式和病情随时间变化而发展的状况都将有力地说明问题情况。

头痛得忍无可忍时才来求医，是我在头痛门诊观察到的普遍现象。头痛在治疗上有一定的难度，目前没有哪种药物可以根治头痛。一旦诊断明确后，其治疗目标主要是减少头痛发作频率，降低头痛程度，预防头痛的再发作。在这个过程中，患者的头痛日记是诊断头痛、评估预防或治疗效果的重要手段。紧张和烦躁的情绪、失眠、过度劳累、大量食用巧克力等酪胺含量高的食物都会诱发或加重头痛。如果能在医生的指导下避免诱发因素，规律生活并规范使用药物，即便不能根治头痛，多数头痛患者的生活将基本不再受其影响。

# 填表说明如下：

- 尽量在头痛当天或头痛后一天记录头痛日记，务必详细填写，避免缺漏。

- 多数项目可以勾选。

- 如果前一天入睡时仍觉头痛，而第二天晨醒时头痛已消失，则头痛结束时间记为第二天睡醒起床的时间。

- 先兆指头痛前或伴随头痛的不适感，比如视物模糊、眼前闪光、肢体麻木无力等情况，并不包括头颈部的不适感。头部不适感的出现表示已经开始头痛，该时间应记作头痛开始时间。

- 为明确诱因，请填上可能和头痛有关的气候因素、环境改变、身体不适、紧张、劳累、月经来潮、特殊饮食等各种生活事件。

- 头痛程度：假设0分为不痛，10分为能想象到的世上最剧烈的疼痛。估计此次头痛的分值，并选择轻、中、重中的一项。

- 到医院复诊时，请携带此头痛日记（表1）。

## 表1　头痛日记

患者姓名：　　　　性别：　　　　年龄：

| 日期 | | | | |
|---|---|---|---|---|
| 头痛持续时间 | 开始时间～结束时间 | | | |
| 先兆 | 1.无　2.视觉先兆　3.其他先兆 | | | |
| 头痛部位 | 1.右侧为主　2.左侧为主　3.双侧头痛 | | | |
| 头痛性质 | 1.搏动性　2.胀痛　3.压迫紧缩性　4.其他 | | | |
| 头痛程度 | 0～10分 | | | |
| | 1.轻度　2.中度　3.重度 | | | |
| 伴随症状 | 1.恶心 | □无 □轻 □中 □重 | □无 □轻 □中 □重 | |
| | 2.呕吐 | □无 □轻 □中 □重 | □无 □轻 □中 □重 | |
| | 3.畏光 | □无 □轻 □中 □重 | □无 □轻 □中 □重 | |
| | 4.怕吵 | □无 □轻 □中 □重 | □无 □轻 □中 □重 | |
| | 5.其他 | | | |
| 日常活动（如走路或爬楼梯）是否加重头痛 | | □是 □否 | □是 □否 | |
| 使用药物情况 | 止痛药物名称 | | | |
| | 服用量 | | | |
| | 服药2小时后的头痛情况 | □头痛消失<br>□头痛缓解<br>□头痛无变化 | □头痛消失<br>□头痛缓解<br>□头痛无变化 | |
| | 服药2小时后日常活动能力恢复情况 | □未恢复 □基本恢复 | □未恢复 □基本恢复 | |
| | 使用的其他药物、方法和使用日期 | | | |
| | 不良反应 | | | |

|  |  |  |  |  |
|---|---|---|---|---|
|  |  |  |  |  |
|  |  |  |  |  |
| □无 □轻 □中 □重 | □无 □轻 □中 □重 | □无 □轻 □中 □重 | □无 □轻 □中 □重 | □无 □轻 □中 □重 |
| □无 □轻 □中 □重 | □无 □轻 □中 □重 | □无 □轻 □中 □重 | □无 □轻 □中 □重 | □无 □轻 □中 □重 |
| □无 □轻 □中 □重 | □无 □轻 □中 □重 | □无 □轻 □中 □重 | □无 □轻 □中 □重 | □无 □轻 □中 □重 |
| □无 □轻 □中 □重 | □无 □轻 □中 □重 | □无 □轻 □中 □重 | □无 □轻 □中 □重 | □无 □轻 □中 □重 |
|  |  |  |  |  |
| □是 □否 | □是 □否 | □是 □否 | □是 □否 | □是 □否 |
|  |  |  |  |  |
| □头痛消失<br>□头痛缓解<br>□头痛无变化 | □头痛消失<br>□头痛缓解<br>□头痛无变化 | □头痛消失<br>□头痛缓解<br>□头痛无变化 | □头痛消失<br>□头痛缓解<br>□头痛无变化 | □头痛消失<br>□头痛缓解<br>□头痛无变化 |
| □未恢复 □基本恢复 | □未恢复 □基本恢复 | □未恢复 □基本恢复 | □未恢复 □基本恢复 | □未恢复 □基本恢复 |

# 药物不可怕

一提到用药，很多人觉得这是医生的事情，但我始终认为：如果能够知其然，更应知其所以然，这可以帮助用药的读者提高用药的依从性（也就是服药遵医嘱的程度）。大家要知道，有时医生给出的处方并不是可有可无，而是有其深层次的规律和目的的。决不能想起来吃一次，想不起来便扔一边。

同样需要注意的是，针对不同类型的头痛，药物选择也有所区别。以偏头痛为例，目前能够有效治疗偏头痛的药物有两大类：一类是非特异性药物，主要包括非甾体抗炎药，比如阿司匹林、对乙酰氨基酚、索米痛片（又称去痛片）等；另一类是特异性药物，比如过去常用的麦咖，即麦角胺咖啡因片（每片含酒石酸麦角胺1毫克，咖啡因100毫克），不过因为这类药物的副作用大，现在临床应用得较少。目前最主要使用的特异性药物是曲坦类药物，比如利扎曲坦、佐米曲坦、舒马曲坦等，这类药物是专治偏头痛的，它对正常生理状态下的血管仅有轻微收缩的作用，但能强烈收缩已舒张的脑血管及脑膜血管。

很多人发生头痛后，担心药物副作用而选择不吃止痛药，等实在扛不住了才会吃药。这样的做法是错误的，止痛药一定要趁早用，尽快缓解头痛，如果等头痛变得剧烈之后再去使用，不仅效果会变差，而且用量也会变大。但须注意，一定要在专业医生或药师指导下用药。另外，频繁使用也是不可取的，如果每周使用止痛药超过两次以上，可能会出现药物过度使用性头痛。

## 有关就医的二三事

有时候，即便关于头痛的预防措施做到万无一失仍无济于事——就算我们小心翼翼避开所有诱发因素，可恶的头痛还是会不期而至，给生活和工作造成不小的困扰。那么这时候，我们就该及时寻求专业医生的帮助。要记住，管理头痛的团队中，你并没有在孤军奋战，家人、朋友和医生也永远在你身后给予最有力的支持。

鉴于国内医疗资源仍相对不够完备，医患会面的时间相对有限，患者在就医时难免会出现自己的治疗期望与医生的方案期望不相匹配的情况。这时，除了提供给医生关于自己病情、病史、服药情况等准确信息外，还需要明确的一点是，告诉医生头痛发作过程中什么最令你困扰——是想要快速减轻疼痛，当天恢复稳定，还是处理其他令你更困扰的情况，比如眩晕。明确最想先解决的问题，就能将问诊结果最优化，利用有限的时间来高效解决最紧迫的问题。

如果医生有时间或有耐心再多听一点，你可以跟他们说说来看病的原因——为什么你现在最需要专业治疗建议？是生活或工作中的新计划（怀孕、出差、考试）不想被头痛打断，还是周围人力劝你来看看，又或是你想寻求关于病症的第二意见或了解治疗的最新进展。充分利用病情诉说的时间，给医生一些多维度的信息参考，对于病症的判断会更有帮助。

以前，患者因头痛到医院问诊，可能需要辗转多个科室，如神经内科、内科、耳鼻喉科，甚至精神科等。神经科与其他科室的会诊往往起到一个排除继发性病因的作用。现在，不少医院开设了头痛专科门诊，通过详细询问患者病史、全面查体、完善相关辅助检查，来相对标准化、流程化地判断头痛类型，并提供个体化的治疗建议。

一般而言，如果是首次发生的头痛，或者是性质改变的慢性头痛（比如从偶尔发作变为经常发作，或由轻度头痛变为剧烈头痛），建议第一时间到神经内科就诊。

神经内科会根据不同患者的情况，来安排不同的检查手段。举例来说，考虑到缺血性卒中的可能时，医生一般会安排一次磁共振成像检查。而如果发作得相对较急，头颅CT可能会相对更快地帮助判断问题所在。当常规影像学检查不足以显示脑部微小血管的出血时，那么还可以采取磁敏感加权成像（SWI）的手段。如果怀疑是由电解质紊乱造成的头痛，则需要通过抽血采样来判断。所以，鉴于头痛问题的复杂程度，医生在安排检查时会带有明确的倾向性，无论是帮助排除问题，还是确认患者患有某种疾病。

另外，需要提醒大家的是，当因头痛问题到相关门诊就诊时，最重要的是跟医生讲清楚自己的情况，并且相信医生的专业判断。过多的检查对疾病的诊断或治疗往往作用并不大。此外，任何检查都有其风险，做检查时必须由医生来安排，是对自己健康更加负责的做法。

# 为下次就医准备的清单

医生可能需要知道的：

1. 头痛日记。

2. 病情：症状；发作频率；发作严重程度；对日常生活的影响程度；诱发因素及其影响。

3. 用药史：头痛药物；用于治疗其他疾病的药物；药物过敏史。

4. 病史：过去的身体及精神状况；当前的身体及精神状况；头痛家族史。

5. 其他个人情况：压力来源；睡眠情况；职业（选择性提供）；家庭情况（选择性提供）；头痛对生活和工作的影响。

除了以上情况，如果还有任何你认为与头痛直接或间接相关的因素，都可以补充进该清单中。

你可能想从医生那里知道的：

1. 希望从这次问诊中得到什么结果。

2. 最困扰你的症状是什么。

3. 你希望医生做到哪一步（诊断、解释情况、安抚你、治疗、转诊等）。

4. 如果需要药物治疗，你的优先目标是什么（控制疼痛；缓解其他症状如头晕；阻止短期内再次疼痛；避免副作用或其他药物相互作用）。

# 《国际头痛疾病分类》第3版基础分类

**原发性头痛**

1. 偏头痛
2. 紧张性头痛
3. 三叉神经自主神经性头痛
4. 其他原发性头痛

**继发性头痛**

5. 缘于头颈部创伤的头痛
6. 缘于头颈部血管性疾病的头痛
7. 缘于颅内非血管性疾病的头痛
8. 缘于某种物质的或物质戒断性头痛
9. 缘于感染的头痛
10. 缘于内环境紊乱的头痛
11. 缘于头颅、颈部、眼、耳、鼻、鼻窦、口腔或其他面部或颈部构造疾病的头痛或面痛
12. 缘于精神障碍的头痛
13. 痛性颅神经病变和其他面痛
14. 其他类型头痛

第 二 章

# 捉摸不透的
# 偏头痛

坐原发性头痛第一把交椅的是偏头痛，因此我想单独开辟一章以做详细介绍。

根据2016年全球疾病负担（GBD）的调研，偏头痛是第二大常见的神经系统失能性问题，与焦虑、抑郁、睡眠障碍等是共病的关系。其他研究亦发现，如果患者偏头痛的情况长期得不到解决，发展为慢性化之后，可能增加其罹患认知功能障碍和心脑血管疾病的风险，患者的生活质量会明显下降。我国既往的研究数据显示，偏头痛的诊断和治疗仍然存在较大不足，患者就诊率仅为52.9%，医师正确诊断率仅为13.8%。

目前，关于偏头痛的诱因也有一些研究结果，如果我们在日常生活中学会识别和掌控诱发因素，就能跳出疼痛—间歇—疼痛的循环，让头痛不再是不时萦绕的可怕梦魇。同时，良好的自我管理也能在就诊时辅助医生更准确地判断情况。此外，应注意正确使用预防性或急性期药物，谨防药物滥用，务必在咨询医生之后再服用。

根据偏头痛人群的抽样调查，在18～65岁的工作人群中，女性的患病率是男性的2.1倍。因此我想在本章着重介绍的一个话题是，头痛与女性之间的关联。激素是我们身体的生物控制器，在一生中不断发生变化，特别是在一些关键阶段。头痛也会随激素水平变化而时不时露出它的爪牙，比如，雌激素水平的下降是月经周期临近结束时偏头痛加重的诱发因素。因此，了解激素周期是如何影响女性身体的，也能帮助制定出更精准的头痛自我管理策略。

# 偏头痛的四部曲

《国际头痛疾病分类》第3版是这样描述偏头痛的：偏头痛是一种常见的失能性原发性头痛，且是有家族发病倾向的周期性发作障碍。它的主要表现为：发作时出现搏动性痛，伴恶心、呕吐等症状，经一段歇期后再次发病。在安静、黑暗环境内或经睡眠后，头痛会得到缓解。在头痛发生前或发作时会伴有神经、精神功能障碍。

很多人容易产生误解，认为偏头痛就是单侧头痛。但不是所有的偏头痛患者都是偏侧疼痛。2013年国内头痛研究人员共同做的一项中国人群抽样调查（样本量=5041人）显示，60% ～ 80%的患者是偏侧头痛，20% ～ 40%的患者是双侧头痛，还有一部分患者可能最开始是左侧疼，之后变为右侧疼，出现交替的疼痛。

偏头痛不光有头痛发作这一个事件，它还包括一系列按顺序发生的症状阶段。然而，有些在头痛发作前是有迹可循的，有些则直接进入疼痛阶段，情况因人而异，不一定会按部就班地侵袭。偏头痛的典型病程一般会经历4个时期：前驱期、先兆期、头痛期和后续期。患者不一定会完整经历这个四部曲。但了解这种规律性，可以让我们对头痛的整个过程了如指掌（当然还有一些心理安慰的作用）。

◆　◆　◆

偏头痛可分为两个亚型，即有先兆版本和无先兆版本。先兆是复杂的神经系统症状，如视觉症状、感觉异常等，一般发生在头痛前，也可在头痛期开始后出现，或持续至头痛期。很多患者既有先兆偏头痛发作，也有无先兆偏头痛发作。

我们先来看下无先兆偏头痛的诊断标准：

**A.** 符合B～D项标准的头痛至少发作5次。

**B.** 头痛发作持续4～72小时（未治疗或治疗效果不佳）。

**C.** 至少符合下列4项中的2项：（1）单侧；（2）搏动性；（3）中重度头痛；（4）日常体力活动会加重头痛或因头痛而避免日常体力活动（如行走或上楼梯）。

**D.** 发作过程中，至少符合下列2项中的1项：（1）恶心和（或）呕吐；（2）畏光和畏声。

**E.** 不能用《国际头痛疾病分类》第3版中的其他诊断更好地解释。

简单来说，无先兆偏头痛的特征可以被总结如下：

- 发作性：偏头痛为发作性疼痛，每次发作持续时间为 4 ～ 72 小时。

- 搏动性：很多人现在还习惯将偏头痛称为血管性头痛，主要是因为它的搏动性，也就是感觉头上的血管在跳着痛。

- 活动后加重：很多偏头痛患者往往在活动后会感觉到偏头痛加重，他们通常在发作时倾向于躺在床上睡觉，觉得这能够帮助缓解疼痛。

- 恶心呕吐：对于中重度的偏头痛，患者通常伴有恶心，甚至呕吐的症状。

- 畏光、畏声：偏头痛患者对灯光、声音等外界刺激比较敏锐，比如有些患者会不愿意见光，有些患者听到噪声时偏头痛会加重，等等。

下面，我再来简单介绍一下典型偏头痛的四个病程，尽管在发病时并非所有阶段都会依次出现，但我认为大家可以稍做了解。

## 前驱期

这个阶段就是最早出现症状的时期,患者在头痛发作前数小时或数天可能出现前驱症状,包括疲劳、注意力难以集中、颈部僵硬感、对光或声敏感、恶心、视物模糊、打哈欠和面色苍白。如果患者发现前驱症状,就可以记录在头痛日记里,以便了解自己的健康状况。比较常见的偏头痛前驱期一般有四组常见症状,下面所做的简单介绍仅供大家自我对照。

### 1. 内环境和激素改变

首先说说什么是内环境,包括人类在内的所有多细胞生物,细胞在体内所处的环境(细胞外液)被称为内环境。内环境是细胞直接进行物质交换的场所,其中充斥着各种各样的激素。

目前的研究认为,大脑中名为下丘脑的结构是偏头痛启动的关键部位。下丘脑是人体的生物钟,能够控制睡眠、体温和许多内分泌激素的节律,帮助人体调节激素分泌、控制内环境稳定。患者处于前驱期时,其下丘脑的功能得到异常激活,这会影响多种激素和神经递质的释放,出现相应症状。比如睡眠—觉醒周期的改变可能是通过下丘脑的促食欲素介导。偏头痛患者常出现前驱性疲劳或意识改变，许多患者一般会觉得这是睡眠质量不佳或睡眠时间延长所引发的情况。

2. 认知、情绪和疲劳症状

认知症状包括注意力改变、阅读困难、记忆力变差、定向障碍（如找不着朝北的方向）、情绪变化（如抑郁、易怒）等，这些都可能是偏头痛的前驱症状。此外，功能性磁共振成像显示，患者处于前驱期时，掌管情绪控制的结构异常激活，这说明情绪改变也存在相应的病理性基础。

3. 感觉过敏

感觉过敏的症状包括轻度头部不适、畏光、畏声、颈部不适、痛觉超敏（身体更容易觉得疼痛、恶心）。比如清晨打开窗帘时，一般人会觉得第一缕阳光十分讨喜，而偏头痛患者觉得光线格外刺眼，恨不得门窗紧锁、密不透光。怕声，怕光，怕有刺激性的气味，只想在黑暗又安静的地方独自忍耐，这是偏头痛的特征性临床症状，也是前驱表现。

4. 脑自主神经症状

这组症状包括流眼泪、鼻塞流涕、耳塞、味觉异常、咽喉肿大。研究表明，在偏头痛发作之前，下丘脑和脑干之间的连接发生了改变。颅神经中的三叉神经负责面部的感觉传入。当三叉神经将信号传入神经中枢时，中枢信号处理后通过自主神经发出命令信号，就会出现流涕、流泪等。偏头痛患者之所以出现鼻塞、流涕、流泪等症状，也是由于这些连接触发了三叉神经的自主反射。

一旦认识到自己的前驱症状，就要将其视作偏头痛发作的预警信号。这可以给我们48小时的时间来提前做好应对措施，比如近期不要安排比较费脑力的复杂工作项目。前驱期的征象识别能让我们有备无患，也是医学界未来药物治疗的靶点之一。

## 先兆期

这个阶段只出现在有先兆偏头痛中，绝大多数（超过90%）是视觉先兆，如视力模糊、之字形线、半边盲、眼前闪光、黑影等。先兆与头痛有时会同时出现，有时则会在出现先兆的60分钟内发生头痛。有的患者会感觉异常刺痛，或是言语错乱、眩晕、肢体不协调。这些先兆的持续时间通常不超过1小时，但运动功能相关的症状往往持续时间更长。比如典型的运动先兆表现为偏瘫，这最常出现在手部和上肢（多达90%）。运动先兆在有先兆偏头痛中的发生率约为5%～6%。部分患者显著的感觉障碍会被医生误认为无力，因此须仔细向医生描述具体感觉，医生同时也应关注运动先兆的可能。

## 头痛期

重头戏来了，偏头痛发作过程中堪称高潮部分的头痛期一般持续4～72小时。偏头痛患者一定知道，一旦头痛开始发作，多半都要经历一个炼狱般难以形容的过程，甚至服药也不能加以缓解。偏头痛虽然有一个"偏"字，但不代表双侧头痛不会发生。头部单侧或双侧的某个部位都有可能发生经典的搏动性疼痛或闷胀性疼痛。疼痛的常见部位是太阳穴周围、眼眶周围和后枕部。偏头痛的疼痛级别是中重度，很多顽固性偏头痛患者的疼痛程度往往非常严重，不仅疼痛剧烈，且发作频繁，伴有怕光、怕吵、恶心呕吐等症状。偏头痛也叫"会吐的头痛"，是因为的确存在能让人"疼到吐"的折磨。

## 后续期

　　顾名思义，指从头痛缓解到恢复正常状态的阶段，最长可持续48小时。等头痛症状结束或趋于缓和之后，就进入后期症状的阶段，此时偏头痛的情况有可能好转，也有可能出现其他症状，如疲劳、认知困难、虚弱无力、注意力减弱、抑郁情绪等。完全好转的时间从几小时到几天不等。

# 偏头痛家族树概况

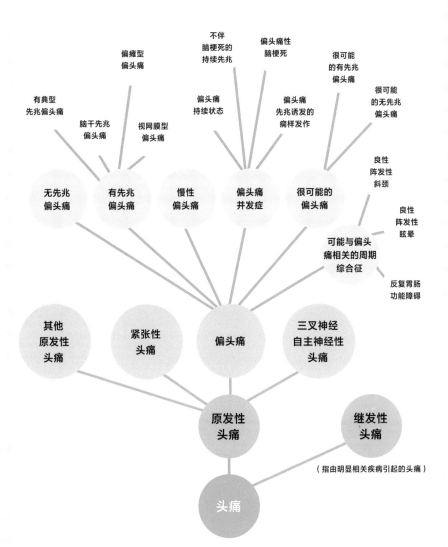

## 偏头痛的机制——
## 我们的大脑发生了什么

　　这部分是给好奇宝宝们准备的，不一定所有人都对事物发生的原因感兴趣，但是如果对任何一个事物想要更深入地了解，就离不开对机制的研究。

　　偏头痛作为原发性头痛中发作前后症状较为典型的一种，了解它就能探索出头痛的机制，因此关于该方向的研究已经被投入大量的人力和物力，可谓如火如荼。

　　在偏头痛的前驱症状阶段，正电子发射体层成像（positron emission tomography，简称为PET）显示，患者大脑的某些部分如下丘脑、脑桥背外侧和几个皮质区域已经被激活，在影像上的表现是显示出"较亮"的区域。这首次明确了偏头痛的前驱期的神经学基础，并证实了症状学表现与影像学改变之间的功能相关性。相关研究表明，前扣带回皮质被激活会导致情绪和认知变化，下丘脑被激活会导致打哈欠、口渴和多尿。伴有畏光症状的患者枕叶皮质活动的激活区域比没有畏光症状的人更大。伴有恶心症状的人，脑干结构中孤束核区域功能活跃。这些研究结果都能为我们解释偏头痛发作前的感觉活动症状。

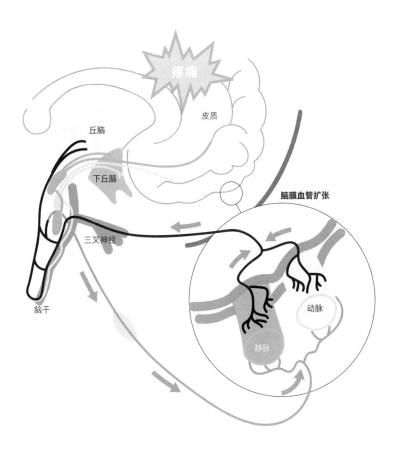

疼痛

皮质

丘脑

下丘脑

脑膜血管扩张

三叉神经

脑干

动脉

静脉

图1　偏头痛发作时三叉神经血管系统的激活

而功能性磁共振成像结果显示，患者的三叉神经尾核（脑干中的一个区域，头部和颈部的感觉传入信号在该区域汇聚）内的活动在偏头痛发作前的数小时和数天内发生变化，这可以帮助预测患者的下一次头痛发作。这一发现与PET影像的结果都支持了偏头痛发作前大脑网络发生改变的理论。

　　如图1所示，和疼痛最有关联的通路是脑膜血管—三叉神经—三叉神经节—脑干/脑桥内神经核团—丘脑—皮质通路。从这个通路的结构也可以看出为什么血管扩张和（或）刺激最终会引起头痛。

　　一般认为，皮质扩布性抑制（cortical spreading depression，简称为CSD）与偏头痛的先兆有关，这是发生在神经元和神经胶质细胞上的一种缓慢传播的去极化波，速率约为2～5毫米波每分钟，持续约1分钟，随后导致数分钟的脑电活动抑制。脑功能突然兴奋后会产生短暂抑制，这种抑制的紊乱始于大脑的枕叶，再向前推进，最终扩散到整个头部，完成整个CSD过程。反复的CSD可能激活三叉神经释放与偏头痛有关的神经递质，并诱发血管扩张，或者直接累及皮质—皮质下与脑干伤害感受器之间的网状结构，从而引起头痛。研究普遍认为CSD与偏头痛相关，但是由于技术手段的限制，缺少CSD与偏头痛相关的直接证据，

CSD直接引起偏头痛发作的结论目前看仍不明了。

在一项很不计成本的研究中，研究人员让一名偏头痛患者在30天内每天都接受功能性磁共振成像，以跟踪他偏头痛周期中的大脑活动。影像显示，刺激该患者的三叉神经可导致下丘脑活动改变，且在偏头痛发作前24小时患者的下丘脑活动增加。此外，在这个时间段研究人员还观察到患者的下丘脑与三叉神经脊束核和背桥（大脑某一结构名称）的功能发生耦合改变。这些发现进一步证实了偏头痛发作的神经生物学基础。

三叉神经血管神经元与皮质下和脑干结构连接，这些神经元功能失调还可能导致偏头痛的中枢敏化，临床表现就是痛觉过敏，患者对轻微的疼痛刺激难以忍受。同时还存在异常疼痛，就算是非疼痛刺激也会觉得疼。这种敏化是由大脑感觉系统的过度活跃引起的，其中包括多巴胺等负责愉悦感的神经递质的抑制或调节系统的功能障碍。

总结来说，头痛时各个脑区和神经通路都在"鸡飞狗跳"，越抑制反而越不得安宁。

## 诱因与自我管理

我在看诊过程中，常常遇到患者提问："动不动就会头痛，那该怎么规避头痛发作呢？""只要不做……就没事了吗？""我在这次治疗之后能得到为期多久的缓解？"

我相信每个患者都可能问过类似的问题，但事情并没有那么简单。那么为了讲清楚这些事，本节需要引入很多概念，下面我会尽量保证每个人都能听懂。

💧 💧 💧

首先，我们将会刺激大脑并造成头痛的事统称为诱发因素。不是每种头痛都有诱发因素，不同于偏头痛和紧张性头痛，丛集性头痛通常没有诱发因素。

人体在正常代谢时会发生一系列的氧化作用。这个过程一方面会提供生命活动所必需的能量，另一方面也会产生像自由基这样的副产品。自由基是一种非常活跃的过氧化物，很容易去攻击人体正常组织，比如老年斑就是自由基破坏的产物。年轻时，我们的身体会自发地去平衡体内自由基的数量，这个过程叫作抗氧化。但随着年龄增长、器官衰竭，这种平衡就会被打破。当体内氧化与抗氧化失衡并倾向于氧化时，就会发生氧化应激。身体老化、睡眠不佳、压力过大，甚至是受到了强烈的感官刺激，比如吃了巧克力、喝了红酒，或听到了强烈的噪声，这些情况都会增加氧化应激水平。

另外，一些研究发现，偏头痛患者的神经细胞产生能量的能力不足，常常会处理不了各种大量的感觉输入。总之，当体内氧化应激水平过高，或者神经细胞应付不了它所接收到的大量感觉输入时，三叉神经血管系统，即大脑中传达疼痛信号的神经网络就会被激活，偏头痛也就随之发作。

偏头痛的第一个阶段——前驱期发生在头痛前72小时里，此时，很多人没有意识到自己正在经历某些症状，而是将它们与诱发因素混为一谈。举个例子，想要吃巧克力可能是头痛的前驱症状，而不是巧克力引发了头痛。在很多患者注意到自己快要头痛前，诱发因素就已经开始产生影响了，神经已经将感觉输入大脑，电信号也已经触发神经递质和血清素等激素的产生。

总之，在偏头痛的前两个阶段（可以回顾"偏头痛的四部曲"一节），大脑已经变得非常敏感了。即使你尝试记下此时的症状，也无法阻止头痛的再次发生。有时候熬夜会让人头痛，即便下次不熬夜也可能受到其他刺激。从本质上讲，发生头痛一定是因为人的身体环境发生了某些变化。与其去寻找哪些事物会刺激到你，不如让自己远离这些变化。大家可以通过识别可控因素来努力减少自己头痛的次数和频率。下面我来分别介绍可以控制的自身行为与外在环境因素。

1. 压力

在任何你感觉情绪低落的时刻都请好好思考一下，你是否接收了太多外部的压力。压力是头痛最常见的诱发因素。不过，有时候过度放松也会引起头痛。想要减轻自己的压力本就不是简单的事，皮质醇等压力激素的释放和波动还会在你兴奋或者情绪激动时造成反作用。

2. 睡眠

睡眠不足、睡眠中断和睡得太多都可能引起头痛。

3. 性激素

性激素是内分泌激素的一种，我们在医院常听到类似内分泌失调的诊断，大多数是性激素失衡。

这对于女性来说是更为常见的诱发因素，因为她们的性激素随着生理周期和年龄变化更容易波动，我在本章

"偏头痛与女性"一节中还会详细聊聊女性头痛的原因。在青春期、月经期，女性都很容易患偏头痛。而在怀孕期和绝经后，头痛会减少甚至消失。

### 4. 生长激素

位于大脑底部的脑下垂体在人的发育突增期会产生更多的生长激素，男孩的睾丸激素水平和女孩的雌激素水平在青春期也会发生变化。

不过，因为青少年精力旺盛，他们常常有着与成年人不同的睡眠模式和饮食习惯，以及各种日常事务带来的压力和兴奋，所以他们的诱发因素相当复杂。

### 5. 食物

很多患者可能已经知道吃哪种食物一般会引发头痛。食物影响头痛的主要原因有三点：第一，摄入太多会引起体内激素的变化，比如吃太多盐会使肾上腺素、去甲肾上腺素等发生反应，导致周期性偏头痛，或者引起其他头痛；第二，食物中的某种成分会随着血液循环进入大脑，最常见的就是酒精，它会损伤血管内膜，刺激脑干神经元兴奋及递质释放，从而诱发或加重头痛症状；第三，部分食物会导致血管变化，像火腿这种含有大量亚硝酸盐的食物会导致红细胞失去携氧能力，血管扩张且血液流速加快，从而加重头痛。巧克力中的苯乙胺是一种活血物质，它会被人体内的单胺氧化酶代谢，正常人吃巧克力可能不会受到影响，但头痛患者体内单胺氧化酶活性较低或数量不足，吃巧克力就会影响颅内血管的张力，从而加重头痛。

不过就像我们前面提到的，对巧克力的渴望可能是一种偏头痛的前驱症状，并没有确切的证据来证明巧克力会引起头痛。

实际上，真正被食物诱发的头痛很少见。研究人员试图探索是否有针对偏头痛患者的饮食策略，但目前为止并未发现确凿的、可重复的结果来表明不再吃某种食物或坚持特定饮食对缓解头痛有效。

如果你发现吃某种特定食物总是会诱发头痛，那么避免食用它多少都会有所助益。不过，没完没了地列出这种食物清单就没有必要。如果为了避免头痛而追求极度苛刻的饮食，就会导致营养不良。要避免食物引起的相关变化，最重要的就是控制体内的血糖水平，不然身体可能像坐过山车一般在一天中经历血糖的起起落落。

## 6. 饮酒

据简单统计，大约1/3的偏头痛患者发现酒精是头痛发作的诱因。很多患者为了避免头痛已经完全戒酒。

如果酒精是导火索，它将会在饮酒后3小时内迅速产生影响，或者更确切地说，在饮酒几个小时后便会出现头痛，就像典型的宿醉情况一样。酒精还会导致体内血糖水平下降，造成脱水并影响人的睡眠质量。由于现代工作压力大，很多上班族会把咖啡当成救命稻草。但不幸的是，咖啡因也可能是脱水的肇因之一。

7.　天气

有些偏头痛患者声称自己对天气变化非常敏感。医学界也有很多关于天气和偏头痛之间联系的研究，研究人员对湿度、温度和大气压力等因素进行了调查，结果却是喜忧参半。

他们发现，似乎气压下降时出现的雷雨天气比其他天气因素更容易扰乱人们的大脑。在闪电出现的日子里，患者偏头痛发作的概率似乎更高，研究人员认为这可能是电磁效应引起的。然而，他们没有发现任何现代电子设备（比如电源线或手机）导致偏头痛的证据。

8.　光线和季节

众所周知，偏头痛患者一般都比较厌恶强光。研究人员一直研究的几个光线方面的问题包括：光能诱发头痛吗？光敏感是先兆吗？偏头痛患者是否一直对光敏感，即使是没有发作时？

奇怪的是，在实验室环境中，偏头痛患者暴露在明亮、闪烁的灯光下并不会引起头痛，即使在那些认为光线会引发自己偏头痛的患者身上也是如此。迄今为止，人造光源和电信号为何不会造成头痛还是个难解之谜。

在靠近极地的地区，会有一段太阳永不落下的时间，即极昼。挪威的研究人员发现，处于极昼时挪威人偏头痛发作的频率增加了约12％。

## 9. 气味

一些人一旦闻到难闻的气味就开始头痛。他们刚进入地铁或者公交车，就可能被旁人身上的某种香水刺激到头晕。

所以，在公共场所不用过分浓烈的香水或吃味道刺激的食物应该会令你身边的头痛人群感激涕零。

## 10. 锻炼和身体活动

某些类型的锻炼是否会引发头痛，我在第四章会更详细地探讨这一问题。我也听说过某些患者在尝试颈肩按摩等物理疗法后头痛反而加重了。

然而，还是有一部分人认为按摩很有帮助。这可能是因为这些头痛患者对某些诱发因素能产生反应，而其他人则没有。

◆　◆　◆

大家已经知道了这么多关于常见诱发因素的信息，那么有人可能会问，是不是只要每次避开特定的诱发因素就能防止头痛发作了呢？实则不然，因为患者发生头痛通常需要多个诱发因素的积累。我们需要做的是，记录下这些诱发因素，限制日常生活中的变化，但不必完全避免诱发因素。学习应对诱发因素比完全避免它们可能更有益。就好比，我们应该保证婴儿所处环境的干净与卫生，但将他们完全放入无菌的环境中，也会影响他们的免疫功能。适当暴露在环境刺激下，对身体也是一种锻炼，完全避免会加强一个人的敏感性。例如，一直戴着墨镜的人对光线更敏感。

## 急性期服药指南

很多饱受疼痛困扰的人较为关心的一个问题是，针对正在发作期的偏头痛应该怎么治疗。在本节，我将列举出急性期发作时医生推荐的非处方药（表3）和处方药清单（表2），仅供大家参考。

发作期治疗的主要目的是快速止痛，让患者放松和休息，然后针对头痛和伴随症状进行紧急镇痛和对症治疗。曲坦类药物为5-羟色胺1B/1D型受体激动剂，是偏头痛专属用药，在发作期的任何时间应用均有效果。但鉴于曲坦类药物具有收缩血管的作用，所以冠心病患者被禁止使用。临床得出的效果验证是：如果首次应用有效，复发后仍有效；而如果首次无效，改变剂型或剂量可能有效；如果一种曲坦类无效，另一种可能有效；如果2小时之内头痛得到缓解（中重度变成轻中度或不痛），疗效可重复（3次发作，2次以上有效）。一般来说，发作后24小时之内不再发作，便是药物有效的表现。

为避免药物过度使用性头痛，建议单独使用非甾体抗炎药1个月内不超过15天，其他如麦角胺类、曲坦类、非甾体抗炎药复合制剂则不超过10天。

## 表2　急性偏头痛发作处方药

| 药物类型 | 药品名 | 证据级别 | 推荐强度 | 不良反应与注意事项 |
|---|---|---|---|---|
| 曲坦类 | 舒马曲坦 | I | A | 不良反应: 疲劳、恶心、头痛、头晕、眩晕、嗜睡、骨痛、胸痛、无力、口干、呕吐、感觉异常、胃肠道反应、精神异常、神经系统疾病等<br>严重不良反应: 心肌梗死、心律失常、卒中<br>禁忌证: 未控制的高血压、冠心病、雷诺病、缺血性卒中史、妊娠、哺乳、严重肝肾功能不全、18岁以下和65岁以上者 |
| | 佐米曲坦 | I | A | |
| | 那拉曲坦 | I | A | |
| | 利扎曲坦 | I | A | |
| | 阿莫曲坦 | I | A | |
| | 依来曲坦 | I | A | |
| | 夫罗曲坦 | I | A | |
| 麦角胺类 | 酒石酸麦角胺 | | B | 不良反应: 恶心、呕吐、眩晕、嗜睡、胸痛、焦虑、感觉异常、精神萎靡和麦角胺类中毒<br>禁忌证: 心血管和脑血管病、雷诺病、高血压、肾功能不全、妊娠期、哺乳期等 |
| | 双氢麦角胺 | | B | |
| | 麦角胺咖啡因 | II | B | |
| 降钙素基因相关肽受体拮抗剂 | **替卡格泮**（MK0974） | I | B | 不良反应: 恶心、呕吐、头晕、眼花、嗜睡、口干、疲劳无力、感觉异常、胸闷不适等 |

※　实际用药前须谨遵医嘱。

## 表3 急性偏头痛发作非处方药

| 药物类型 | 药品名 | 证据级别 | 推荐强度 | 不良反应与注意事项 |
|---|---|---|---|---|
| 环氧化酶-2抑制剂 | 对乙酰氨基酚 | I | A | 毒副作用少，较易耐受<br>禁忌证：肾功能低下者 |
| 非甾体抗炎药 | 布洛芬 | I | A | 使用说明书推荐剂量，避免大剂量使用 |
| | 阿司匹林 | I | A | 不良反应：长期使用主要有胃肠道反应及出血危险<br>禁忌证：对本药或同类药过敏者、活动性溃疡、血友病或血小板减少症、哮喘、出血体质者、孕妇及哺乳期妇女 |
| | 萘普生 | II | A | 同布洛芬和阿司匹林，2岁以下儿童禁用 |
| | 双氯芬酸 | II | A | 不良反应主要有胃肠道反应、肝损伤及粒细胞减少等 |
| 复合制剂 | 对乙酰氨基酚/阿司匹林/咖啡因 | I | A | 同阿司匹林和对乙酰氨基酚 |
| 止呕剂 | 甲氧氯普胺 | I | B | 不良反应：锥体外系症状<br>禁忌证：10岁以下儿童禁用 |
| | | II | | 禁忌证：癫痫、妊娠、哺乳期 |
| | 多潘立酮 | I | B | 不良反应：同甲氧氯普胺<br>禁忌证：10岁以下儿童禁用 |
| 其他药物 | 安乃近 | | B | 粒细胞缺乏症、低血压风险 |
| | 安替比林 | | B | 肝肾功能衰竭者慎用 |
| | 托芬那酸 | | B | 胃肠道不良反应及出血风险 |

※ 实际用药前须谨遵医嘱。

# 白酒里加头痛粉，
# 葫芦里卖的什么药

我曾经听说过一起耸人听闻的新闻，不法商贩为了让人喝了白酒不头痛、眩晕，往白酒里加痛粉。当时该市食品药品监督管理分局、公安局收到信息后开展联合执法，对辖区内的食品和药品进行抽样检查。在某白酒经营部25个批次的白酒抽样中，10个批次的白酒被检测出含有对乙酰氨基酚。如此看来，往酒里"加料"已经是这些不法商贩牟利的惯用伎俩。

在头痛粉的服用说明中都会明确提醒，服用后禁止饮酒。对乙酰氨基酚与白酒混服对肝脏是有损伤的。但商家为什么会选择头痛粉作为这一非法牟利的媒介？原因也很简单：镇痛快，成本低，国家没有明令禁止使用，普通家庭也大多用习惯了。

头痛粉也叫头痛散，药品名为阿咖酚散，属于复方制剂的解热镇痛药。它的成分有三种，包括阿司匹林、对乙酰氨基酚和咖啡因。三种成分合在一起具有抗炎、解热、镇痛的作用。针对流行性感冒引起的发热、头痛、肌肉酸痛，或者是牙痛、痛经等，均有良好的效果。总的来说，对于轻中度疼痛的缓解效果是不错的，但是不建议长期使用，因为会有副作用。试想一下，一种万能的止痛药对于疾病的治疗而言究竟意味着什么？上文提到，对乙酰氨基酚这种药物在偏头痛治疗中是急性期用药，而急性期用药如果不加制止、放任自流的话，很可能会使头痛变得难治、慢性化。

头痛粉主要用于各种疾病的短期止痛，是对症治疗，不是病因治疗。但是好多继发性头痛患者都如饮鸩止渴般，通过长期服用它来掩盖病情，反而耽误本身严重疾病的诊治。其中的阿司匹林也让很多人因不规范服用而出现胃溃疡、消化道大出血、消化道穿孔等，重则会失去生命。

头痛粉在市面上的价格可以说非常便宜，几块钱可以买上百包（一大盒），一口一包也方便服用。我曾接待过一名患者，他因图便宜和省事而持续20多年使用头痛粉来治疗头痛，但是越来越没有效果，头痛也越来越严重，最开始一小包就可以止痛，渐渐他需要服用的量越来越大——每次3～4小包，每天3次，严重违反了急性期治疗用药准则。最后该患者头痛得饭也吃不下，而且还出现腹胀、乏力、睡眠差等困扰，最终只得来住院治疗。幸好他没有因服用头痛粉出现消化道大出血，否则可能危及生命。

所以我想在此提醒大家，面对成分复杂或成分不明的药物、保健食品时，要多留意，必要时须咨询专业人士后再考虑服用。

# 间歇期预防管理

我国医学史中有关"预防"的概念最早源白《黄帝内经·灵枢·逆顺》："'上工治未病，不治已病。'此之谓也。"治，是治理、管理的意思。治未病，即采取相应的措施来防止疾病的发生和发展。但预防不只针对未知疾病，还包括未病先防、已病防变、已变防渐等多方面。注意控制病变的趋势，并在病变未产生之前就想出能够采用的救急方法，这样才能掌握应对疾病的主动权。在"诱因与自我管理"一节中我已经为大家介绍过有关偏头痛的常见诱发因素，其中也提到，我们不可能完全避开诱发因素，比起小心翼翼地躲开一个又一个"头痛地雷"，学会积极应对可能更具效果。

但预防不是一拍脑袋就去做的事，患者也要根据自身情况来综合判断是否适合实施预防措施。在我的临床工作中，如果存在以下情况，就应与患者讨论使用预防性治疗方案：

- 患者的生活质量、工作或学业严重受到影响。
- 每月发作频率在2次以上。

- 急性期药物治疗无效或患者无法耐受。
- 存在频繁的、长时间的或令患者极度不适的先兆，或患了偏头痛性脑梗死、偏瘫性偏头痛、脑干先兆偏头痛亚型。
- 连续3个月，每月使用急性期治疗 6～8 次以上。
- 偏头痛发作持续72小时以上。

了解预防实施的前提后，那么我们应该怎样预防偏头痛发作？目前的偏头痛预防手段以药物为主，包括常规预防性药物（表4），比如非甾体抗炎药（布洛芬、阿司匹林）、镁盐、核黄素、辅酶Q10。偏头痛在一定程度上也可通过非药物治疗方式来控制，如心理干预（行为疗法）与物理治疗（针灸、放松训练、神经调节技术），尤其适用于预防性药物无效、不能耐受或不愿接受药物的患者。此外，在头痛发作间期，健康饮食、合理运动、规律睡眠、避免过度饮酒和摄入咖啡因均对偏头痛预防有所助益。

如果偏头痛3个月内的发作次数减少超过50%，则说明预防性治疗是有效的，暂不需要调整方案。

表4列举了目前临床常推荐的预防性药物，但鉴于其中多为处方药，需要患者根据自身情况，提前咨询专业医

生相关服药事宜。现在临床方面更看中个体化治疗，每个患者的情况都不一样，很难总结出来一个普适性的规律，比如有关疗程长短、单独使用还是联合使用、如何处理不良反应（减量还是停药）。总之，患者须谨慎用药，用前务必咨询医生。

有些药物会有副作用，不过这些副作用不见得完全是负面的。例如，米氮平有使人变胖的副作用，但是换个角度，如果一个体重过轻的患者服用这种药来治疗头痛，就相对更合适。再举个例子，有心脏病史如心律失常的患者，假如有窦性心动过速，遇事容易焦虑这种情况，使用β受体阻滞剂是相对更合适的，因为β受体阻滞剂能够起到降低心律、减轻心脏负荷和降血压的作用。有时，当我遇到过度呃逆的患者会推荐使用抗癫痫药，因为这类药物能抑制中枢异常放电，除了预防头痛还能把打嗝不止的苦恼顺手给解决了。

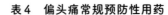

## 表4 偏头痛常规预防性用药

| 药物 | 推荐等级 |
|------|---------|
| **β 受体阻滞剂**[①] | |
| 美托洛尔 | A |
| 普萘洛尔 | A |
| 比索洛尔 | B |
| **钙离子通道拮抗剂**[②] | |
| 氟桂利嗪 | A |
| **抗癫痫药** | |
| 丙戊酸 | A |
| 托吡酯 | A |
| 加巴喷丁 | B |
| **抗抑郁药** | |
| 阿米替林 | B |
| **非甾体抗炎药** | |
| 阿司匹林 | B |
| 萘普生 | B |

※　实际用药前须谨遵医嘱。

---

① 也被称为 β 肾上腺素能受体阻滞剂，它通过阻断肾上腺素的作用来发挥药效。β 受体阻滞剂可减慢心率，降低心肌收缩力，从而降低血压。它也有助于舒张静脉和动脉，以改善血液流动。

② 是阻断钙离子经过细胞膜上的钙离子通道进入细胞的药物，被广泛应用于治疗高血压，对老年患者尤其有效。也用于调节心率、预防脑血管痉挛、减轻心绞痛引起的疼痛等。

# 应对偏头痛的新式武器

尽管目前头痛问题仍无法得到根治，但关于头痛的研究从未画上休止符，新药也在慢慢普及和使用的道路上。

抑制CGRP（calcitonin gene-related peptide）受体的单克隆抗体[①]是一种非常有前景的头痛新药。CGRP的中文全名是降钙素基因相关肽，这种物质存在于人体中枢神经系统和周围神经系统，作用是让血管扩张。CGRP具有启动、调节、传递偏头痛信号和增强敏感性的作用，释放水平在偏头痛发作时显著升高，因而CGRP及其受体被认为是偏头痛的重要诱因，目前成为偏头痛药物研发的热门靶点。

2018年，首个靶向CGRP的药物问世。美国食品药品监督管理局先后批准了诺华制药和安进公司联合开发的安默唯®（依瑞奈尤单抗）、梯瓦制药的AJOVY®自动注射器，即AJOVY®（瑞玛奈珠单抗），以及美国制药巨头礼来的注射剂Emgality®（加卡奈珠单抗），这三款抗体均靶向

---

[①] 指的是只识别一种表位（抗原决定簇）的抗体，来自单个B淋巴细胞的克隆或一个杂交瘤细胞的克隆。

CGRP本身或其受体。依从性方面，安默唯和Emgality都是每月皮下注射，AJOVY提供了每月或每季度注射这两种方式。皮下或者静脉给药的疗效一般比口服药快，止痛效果在数天内就能显现。

灵北公司开发的偏头痛创新药物Vyepti®（艾普奈珠单抗）因为直接经静脉给药，1天内就可观察到疗效，很有潜力成为偏头痛持续状态太久（发作超过72小时）、接受多种急性治疗措施均无效的偏头痛患者的福音。

2019年，长期深耕偏头痛研究的艾尔建公司宣布，美国食品药品监督管理局接受了该公司用于治疗成人急性偏头痛的口服药Ubbrelvy®（乌布吉泮）的新药申请。

CGRP单抗是近几年头痛医学领域最受注目的热点，因其副作用低、耐受性良好、疗效优于传统口服预防药物，或许未来能够改写临床指南，代替曲坦类成为偏头痛治疗的中流砥柱。当然CGRP单抗也不能完全缓解偏头痛，而且也不是所有人都对这种药物有反应。目前，除安默唯外的其他CGRP单抗还没有在中国上市，但如果其在国外市场大规模应用效果显著，在国内上市也是迟早的事，可以说未来可期。

单克隆抗体药物素来以高昂价格著称，患者需要对治疗费用抱有合理预期。安进为安默唯定价为每月575美元，全年治疗费用为6900美元。2018年下半年，另外两款偏头痛CGRP抗体瑞玛奈珠单抗和加卡奈珠单抗也依样采用了相同的定价策略，都是6900美元每年。总体来看，安默唯和AJOVY所需费用仍高于15万美元每年，这些价位可以和目前常用的高价肿瘤药比肩，同时也意味着其能够覆盖的头痛患者可能只达到10%左右。对于经济基础相对一般的患者来说，传统的口服药物治疗在未来数年仍将是首选方案。

## 偏头痛与女性

虽然男女都会患上头痛，但偏头痛更偏爱女性——每4名偏头痛患者中有3名是女性，根据流行病学调查，世界范围内17%的女性都患有偏头痛。关于偏头痛为何会出现这种男女之间不平衡的现象，最重要的是了解男女身体激素分泌的差异。

从发育出第二性征开始，如乳房发育、皮肤和声音的改变，到绝经后衰老，女性的性激素都参与整个过程中。女性性激素包括催乳素、卵泡刺激素、黄体生成素、雌二醇、睾酮和孕酮等。其中,睾酮是我们常说的雄激素,孕酮是孕激素,雌二醇则是我们常说的雌激素。

雌激素主要由卵巢分泌,作用是促进女性生殖器官的发育。雌激素水平下降会引起不孕、闭经、月经周期紊乱等问题,进入绝经期的女性,因雌激素水平较低,容易出现宫颈炎、宫颈癌等多种妇科疾病。

而关于雌激素与头痛的关系,现在的研究已证明,经期雌激素水平的变化可以增加三叉神经周围的细胞和血管对刺激的敏感性,从而促进偏头痛的发作。女性在不同生理周期时体内的性激素会产生剧烈的变化,下面我会为大家一一介绍。

## 经期头痛

比较典型的女性常发头痛就是月经性偏头痛。研究发现,在女性偏头痛的所有诱发因素中,月经可能是最具破坏性且最常见的那一个。月经性偏头痛的典型发病时间是从经期开始前1~2天,持续到经期开始后的1~2天,通常在月经第1天时偏头痛发作得最严重。如果偏头痛只出现在月经期前后,即只与月经相关,就被称为单纯月经性偏头痛;如果在月经期以外的其他时间段也会发作,则被称为月经相关性偏头痛。

月经性偏头痛是怎么发生的呢？通常是由于月经时，女性体内的雌激素水平急剧下降，引起颅内血管收缩或舒张，从而导致头痛。如果出现这种头痛，建议平时在饮食中多补充钙元素、镁元素、维生素D等。目前临床中很少采用激素补充的办法，是因为激素对其他器官的副作用比较大。

镁元素对于预防经期头痛格外有效。女性偏头痛患者平时可以多摄入含有丰富镁元素的食物，比如全麦类、稻米类以及各种绿色蔬菜，如果在月经第15天起补充200毫克的镁补剂，持续到下次月经第1天，月经性偏头痛的预防效果会更好。

## 孕产期头痛

处于妊娠期时，女性的体内激素会发生较大变化，体内原有的激素——尤其是雌激素水平会急剧升高，同时产生新的激素。对于患有无先兆偏头痛或以前患有月经相关性偏头痛的女性来说，雌激素水平升高是好事，因为它能显著降低偏头痛发作频率，可以说是孕妇身体里的天然止痛药。

但这也存在个体差异，并不是所有女性在怀孕时都能躲过头痛的折磨。孕期常见的头痛类型是偏头痛。头痛可以在孕期的任何时间发生，孕早期更为常见，这时的头痛还会伴随如晨吐、腹泻、恶心、消化不良等，成了困扰准妈妈们的"家常便饭"。

一项研究表明，1% ～ 10％的女性在怀孕的前3个月首次出现无先兆偏头痛。如果偏头痛在怀孕期间恶化，就需要密切关注。因为偏头痛会增加高血压和先兆子痫（一种会导致高血压、尿蛋白过多、腿部肿胀和癫痫发作的妊娠并发症）的患病风险。并非所有妇科医生都会关注神经内科领域的问题，因此准妈妈们一定要对自己的身体变化多加关注。

缺水、精神紧张、睡眠模式改变、环境改变、激素改变等都可能导致偏头痛，激素水平的变化是孕期偏头痛的一个重要诱因。如果无法通过物理方式缓解头痛，可以考虑药物治疗。对于孕妇来说，首先推荐的药物是对乙酰氨基酚，这是相对安全的孕期镇痛和退烧药物。大家应该对这个药物很熟悉，它也是发热时的首选退烧药。不建议在孕期随意用一些偏方或其他药物，如有需要，应在医生的指导下用药。

如果孕期监测到血压异常，出现持续、无法缓解的严重头痛，特别是出现视力变化时，一定要及时就医。

婴儿出生后，大约30％～40％的女性会出现头痛，无论其是否有头痛病史。一方面，这是由于雌激素水平的迅速回落（促头痛）。另一方面，分娩结束后，初为人母的女性大多睡眠质量不佳、免疫力下降、易疲劳，这些问题都会带来很大的身心压力，而压力累积后就会引起多种疾病。

如果你在怀孕期间新发头痛，并且之前没有头痛史，那么最好确认一下这次头痛的病因。头痛可能继发于更严重的孕期疾病，尤其是突然发作的话。因此，如果有任何新的或不寻常的头痛，都请尽快去寻求医生的帮助。

# 孕期心理小贴士

**1.** 孕期可能遇到的心理问题有哪些？

受自身激素水平变化和社会关系等方面的影响，女性在怀孕后很容易出现情绪波动的情况。和之前的生活对比，怀孕相当于是一个应激事件，同时也取决于女性自身是否对于怀孕有充足的准备。如果是计划之中，那自然皆大欢喜；如果是意料之外，经济、社会关系和心态上的准备欠缺自然会让人感到措手不及。孕期常见的心理问题主要有焦虑、抑郁、分娩恐惧、妊娠期压力等。

**2.** 为什么会遇到孕期心理问题？

准妈妈们首先不要着急自我否定，觉得出现问题是自己的过错。孕期每个女性都会遇到生理变化及相关影响，了解过就不再那么害怕了。

激素变化这点很好理解，在怀孕以后，孕妇体内的激素跟孕前相比，发生了诸多变化。内分泌系统、生殖系统的改变，对心理状况的影响是很大的。孕期激素分泌并不为孕妇本身所控制，所以激素变化带来的潜移默化的影响也难以控制。

再就是身体不适的影响。一些孕妇的身体不适反应非常突出，比如孕早期恶心呕吐、食欲下降，孕中晚期因为胎儿长大导致的腰酸背疼等。这些身体上的不舒服都会直接影响到孕妇的情绪。

试想一下，在胃口、睡眠状况均不佳，行动也不方便的情况下，人怎么能有良好的心理状况呢？

3. 自己如何更好地疏导情绪？如何应对和处理？

如果真的出现上述问题，也不能"坐以待毙"，可以参加当地一些促进孕产妇心理健康的项目，来达到身体和心理的最优状态，增强适应环境的能力并提高生活质量。

- 健康宣教：现在很多医疗机构都会定期组织促进孕产妇心理健康的宣教活动，形式包括线上及线下。孕产期心理保健知识与技能一般也是孕妇学校常规授课内容，因此可以选择参加孕妇学校的心理保健课程，并保证至少一次由亲人陪同。

- 心理健康教育：除了了解孕期常见情绪问题、情绪异常的自我识别，孕妇也须学会面对分娩压力，做好新生儿护理和产后恢复。伴侣及其他主要家庭成员也应了解孕产妇的心理特点、常见心理问题及影响因素、抑郁和焦虑等症状识别、常用心理保健方法等，以帮助减少孕期心理问题的发生。

- 远程干预：通过计算机辅助认知行为治疗，或者互联网、电话等远程心理咨询和心理支持方式，来帮助孕产妇应对负面情绪。

- 生活方式：良好的生活方式包括均衡的营养、适度的体育锻炼、充足的睡眠等，这些有助于促进情绪健康。没有运动禁忌证的孕产妇应当进行适宜的体育锻炼，进而调整情绪状态。做点自己感兴趣或者能让自己感到身心愉悦的活动，在怀孕期间乃至整个人生阶段都是有好处的。

- 家庭支持：通俗点讲，家庭成员为孕妇的心理健康保驾护航，不仅对孕产妇的情绪健康很重要，更有利于家庭和谐和儿童的健康成长。提前让伴侣及其他家庭成员做好迎接新生命的心理准备，比如在孕期和产后进行孕产妇、家庭成员和医务人员之间的三方会谈，共同探讨家庭成员如何应对孕期及产后常见的问题。

- 心理保健课程：基于正念／冥想的孕产妇分娩教育课程等，可以缓解孕产妇的心理压力，对孕产妇抑郁、焦虑、分娩恐惧等心理问题有预防效果。

4. 怎么判断是不是应该看医生？哪些情况是很严重的表现，需要重视呢？

具有心理健康高危因素的孕产妇需要重点关注。高危因素包括生理因素和心理社会因素。

生理因素：

- 不孕症病史
- 不良孕产史
- 睡眠质量差

- 严重分娩疼痛
- 妊娠并发症 / 合并症
- 胎婴儿畸形 / 疾病等情况

心理社会因素：

- 抑郁 / 焦虑症病史或其他精神病史以及家族史
- 儿童被虐待史或缺乏父母照顾史
- 性格内向自卑、敏感多疑、多思多虑、焦虑冲动、情绪不稳
- 社会支持系统不良，存在家庭暴力
- 存在重大压力，经历了负性生活事件，比如离婚、亲人去世、经济困难、失业等
- 吸毒和酗酒等

当自己把握不准的时候，也可以使用孕产妇心理筛查自评量表，在医务人员的指导下自行填写完成。应该在孕早期（13+6周前）、孕中期（14 ～ 27+6周）、孕晚期（28周及以后）和产后42天分别进行孕产妇心理健康筛查。

常见筛查量表有：

- 妊娠期压力评估：了解妊娠期间特殊压力的来源和影响程度，动态监测压力变化情况，对于压力评分较高或者持续升高者应进行干预。

- 分娩恐惧量表：分娩恐惧是孕晚期最常见的心理压力问题，该量表可作为测量孕妇分娩恐惧的有效工具。

- 孕期抑郁量表：针对孕产期抑郁，推荐使用的筛查量表是爱丁堡孕期抑郁量表（EPDS）。如果 EPDS 评分在 13 分或以上，或者问题 10 得分阳性者，需要安排进一步评估；如果评分在 10～12 分之间，应在 2～4 周内持续监测心理状况并重复测一次 EPDS。

- 孕产期焦虑量表：推荐使用的筛查量表有 7 项广泛性焦虑障碍量表（GAD-7）、焦虑自评量表（SAS）等。如果 GAD-7 评分大于 14 分，或者 SAS 评分大于 60 分，就应关注孕产妇的情绪状态，并进一步做专业评估，必要时须转诊。

在处理孕产妇相关精神心理疾病时，因为目前妊娠期使用药品的安全性很少得到经过严格设计的研究验证，尚无定论。重度或有严重自杀倾向的妊娠期抑郁患者可以考虑抗抑郁药治疗。尽可能单一用药，用药应考虑既往治疗情况、产科病史。

## 围绝经期和更年期头痛

围绝经期又被称为更年期过渡期，是卵巢功能开始下降且激素分泌逐渐停止的时期。这个阶段通常持续大约四年，也可能是几个月到十年不等。在这段身体变化明显的时期，激素水平就像起起伏伏的海浪一样忽高忽低。因此，围绝经期是偏头痛加剧的高风险期。

到了更年期，女性的激素水平又会骤然下降。指责女性性格暴躁无常的人常会说："她的更年期到了吧。"然而，更年期是所有女性都会经历的人生阶段，此时，女性会因激素变化产生一系列以自主神经系统功能紊乱为主，伴有神经心理症状的综合征。

激素的骤然变化并不是女性自己能控制的，我们应该尽可能体谅正处在这一阶段的女性，理解激素下降给她们带来的情绪变化。我们会体谅月经期的女性——她们在为生育做准备，会体谅孕期的女性——她们正在或刚刚完成生育，也应该体谅绝经后的女性。毕竟自然以繁衍之名，让女性与激素伴随大半生，却也给她们的生活造成了重重不便。

图2来自加拿大内分泌学家杰瑞林·C. 普莱尔教授（Dr. Jerilynn C. Prior）的一篇论文，该图显示了女性

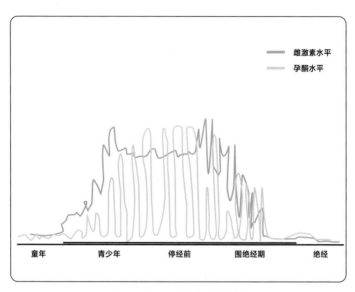

**图2 卵巢激素的生命周期**

生命周期中雌激素和孕激素的变化情况。通过该图我们可以看出，围绝经期女性的雌激素水平较高且混乱，而青春期和围绝经期的孕酮水平较低。

回到头痛的问题上来，由于绝经后卵巢激素分泌不再旺盛，偏头痛的发作率会趋于减少，尤其是那些之前有无先兆偏头痛病史的女性。

# 八卦头痛史

中国古代历史中不乏关于头痛的描述。《三国志》曾记载："太祖闻而召佗，佗常在左右。太祖苦头风，每发，心乱目眩，佗针鬲，随手而差。"从曹操墓中出土的遣策①上写有"胡粉二斤""黄豆三升"，这"胡粉"可不是让曹操在阴间做菜的胡椒粉，而是铅粉，古时候民间常用它来治疗头痛；同理，遣策上写的黄豆也不是拿来补充营养，而是用以祛邪治病。头痛虽然很早被人发现并记载，不过缺少现代医学、科学临床诊断的支撑，治疗方式多半是从"捉鬼驱妖"的角度出发，手段近乎猎奇、荒诞，比如放血疗法、颅骨钻孔等。封建迷信盛行时期，为了治愈头痛，人们还用上了求神拜佛的手段，香灰、符水等也屡见不鲜。

到了近代，头痛问题仍旧在流行病学中占据一席之地。头痛侵蚀了患者本应快乐的日子，患者要终身与其纠缠、争斗。名流中也有人饱受头痛之苦，比如起草《独立宣言》的美国国父托马斯·杰斐逊，其生前一直受偏头痛的困扰，真可谓"头痛面前人人生而平等"。在获得普利策奖的相关传记——《杰斐逊与他的时代》(*Jefferson and His Time*)中，作者杜马斯·马龙再现杰斐逊

---

① 古代丧礼中，墓主人的随葬物品，包括死者生前所用、吊丧者所赠、家属陪葬所备等在内的器物都要登记造册，写在竹木简编联而成的遣策上，随同死者入葬。

在国会休会期间，因头痛而推迟会议并回到他的住所蒙蒂塞洛时的情景："尽管这一次比以前几次痛得稍轻一些，但是持续了3个星期。杰斐逊抱怨说，感到最痛时，他几乎不得不整天待在那所昏暗的屋子里，只有一两个小时可以工作。"从描述中可以看出杰斐逊偏头痛的畏光症状是多么明显。

即便在科学技术迅猛发展的现代，头痛也丝毫没有停下侵袭的脚步。网球明星塞雷娜·威廉姆斯接受采访时坦言，有时候剧烈的头痛让她无法专心打完比赛，她还表示自己的头痛与月经周期有关。偏头痛这种功能性疾病多在女性身边驱之不散，女性在经期更容易出现偏头痛，激素变化可能是最主要的诱因。

现代医学发展正迈入个体化医疗的阶段，头痛分型和对应的治疗方式也逐渐细化。但头痛所带来的折磨体验仍令人难以忍受，人们发生头痛时就只有一种朴素、直接的感受——难受、停下来、别动了！头痛似乎已经和人类相伴已久。在人类千百年的进化过程中，身体通过痛觉的反馈来让我们警惕周围环境和身体内部的不利变化，让人类趋利避害、远离危险。当我们用科学技术的方法把这种痛觉阻断时，上升到整个人类的层面上，这究竟是开启一个新的纪元，还是给新的问题揭开潘多拉魔盒呢？

物竞天择，适者生存。在遗传相关疾病的发展进程中，如果想提高宿主的生存适应能力，自然选择会使其发病率降低到接近自然突变的频率（大约为0.001%～0.002%）。但这种发病率变化在偏头痛患者身上没有体现。其他遗传相关病如精神分裂症，为何发病率也居高不下？一种解释是，在精神世界濒临破灭的时候，如果能分裂出另外一重人格，是对于自身灵魂的一种救赎——"如果我解决不了目前的困境，就让我离开这里，去另外一个平行宇宙以新的身份存在"，这大概就是精神分裂症的底层逻辑。

　　以此类推，虽然没有人愿意体会头痛，人类社会也不愿让劳动生产力水平因此而降低，但进化过程中头痛势头未灭，变成一种非常普遍的疾病，这似乎暗示头痛在人类漫长的进化过程中提供了某些具有进化意义的先天优势。

第 三 章

# 其他头痛，
# 也须警惕

快节奏的生活状态、无休止的工作压力下，人们较易出现健康问题。以上班族常见情况为例，不良坐姿可能导致颈椎的骨质变形，进而压迫神经引起头痛。此外，经常加班导致的作息不规律也会带来身体疲劳和精神压力，使人容易出现失眠、焦虑和情绪障碍，这些因素叠加起来会激发头痛。这类诱因下的头痛多为紧张性头痛，它是一种轻中度头痛，虽不像偏头痛的病程及症状那样典型，但仍旧给日常生活带来不小困扰，值得了解和关注。

此外，某些特定行为也会导致猛烈的头痛，比如吃了一大口冷饮、较为激烈的亲密行为等。问题看起来不痛不痒，貌似只有做了这些事才会诱发头痛，但如果不加重视且不纠正行为习惯，就会使问题越发严重。因此，了解这些头痛能帮助我们发现诱因规律，改善行为习惯，就能减少不必要的痛苦。

我还想在本章着重强调一下继发性头痛。虽然大多数头痛为原发性头痛，并不能算作一种疾病，顶多算是功能障碍，但继发性头痛可就确确实实意味着疾病的存在了！而且引起头痛的继发性因素都不容小觑，我在本章专门总结了红旗征清单，给出了15种征象表现，希望能引起大家的警惕。

## 紧张性头痛，莫紧张

原发性头痛中的"二把手"当数紧张性头痛，医学界经常把偏头痛和紧张性头痛放在一起比较，就像硬币的两面，它们的很多特征都是相反的。

表5是关于这两者的一个粗略比较，在细节方面，不同的头痛亚型可能存在差异，表5大体描述了三种原发性头痛的基本特征，我建议大家看一看就好，留有大体印象，不要盲目在网上搜索信息，请把诊断的任务放心交给医生。

紧张性头痛也被称为肌肉收缩性头痛，是临床最常见的头痛类型。据国内流行病学统计，紧张性头痛占头痛种类的40%，在人群中的发作率较高。

理论上说，紧张性头痛才是原发性头痛中发病率最高的，但是为什么偏头痛是"一把手"呢？从表5中可以看出，偏头痛属于中重度头痛，而紧张性头痛是轻中度头痛。也就是说，很多人不会因紧张性头痛选择就医，自己出去散散步说不定头痛就能得到缓解了（不同于偏头痛的活动后加重，运动不会加重紧张性头痛）。但是一旦发作了，患者更倾向于待在又黑又暗的环境里，躺着不动。

紧张性头痛是原发性头痛中最常伴有焦虑、忧郁等情绪问题的头痛类型。随着现代生活节奏日益增快，人们日常不得不面临工作、人际、同辈竞争、婚姻以及学业等复杂的压力，这些都容易导致焦虑状态和抑郁情绪。紧张性头痛受情绪影响很大，但很多患者不知道自己有情绪问题，有条件的紧张性头痛患者可以选择到心理科就诊。很多患者往往在其他科室逗留很长时间，因为疗效不佳才被推荐到心理科。目前，临床心理科门诊采用药物、行为干预等方面的综合治疗，可以对绝大多数患者产生显著疗效。

　　到了头痛门诊，如果医生怀疑患者是紧张性头痛，会用手压一压患者的后脖颈。很多患者觉得这样很舒服，但这可不是为了按摩，而是为了明确诊断。紧张性头痛分为伴有或不伴有颅骨周围压痛两类，这两者的预后、治疗等都有着细微的差别。医生在用手触诊患者的脖颈周围时所造成的颅周压痛增加是紧张性头痛最具特征性的异常表现。这种颅周压痛通常在紧张性头痛每个发作期之间的症状缓解期出现。也就是说，发作间期也会发生压痛，只是在发作期进一步增强，这也跟紧张性头痛的程度和频率相关。增加的颅周压痛是紧张性头痛最有意义的诊断现象，患者在看诊的时候要注意自己的主观体验，如实向医生汇

## 表5　三种原发性头痛的基本特征

| 分类<br>特征 | 偏头痛 | 紧张性头痛 | 丛集性头痛 |
|---|---|---|---|
| 家族史 | 多有 | 可有 | 多无 |
| 性别 | 女性多于男性 | 女性略多于男性 | 男性远多于女性 |
| 持续时间 | 4～72小时 | 30分钟～7天 | 15～180分钟 |
| 头痛部位 | 多单侧 | 多双侧 | 固定单侧眼眶、眶上、颞部 |
| 头痛性质 | 搏动性 | 压迫、紧缩、钝痛 | 锐痛、钻痛 |
| 头痛程度 | 中重度 | 轻中度 | 重度或极重度 |
| 因活动加重头痛 | 多有 | 多无 | 多无 |
| 伴随症状 | 多有恶心、呕吐、畏光、畏声 | 多无。可伴食欲不振、对光线或声音轻度不适 | 同侧眼结膜充血和（或）流泪、鼻塞和（或）流涕、眼睑水肿、额面部出汗、瞳孔缩小及（或）眼睑下垂 |

报相关感觉。

在既往的临床实践中，我发现紧张性头痛患者颅周肌肉紧张的原因多可能是姿势不良，具体来说就是头、颈、肩胛带等长期的姿势不正，而这种不正也受现代人久坐少动的"宅家土豆"式生活方式的影响。人体靠颈部肌群来支撑头部重量并支持头部附带动作，当它们因为姿势不良而被过度使用时，颈部、肩部和背部的肌肉就会过度紧张，使得颅周肌肉也开始变得紧张。此外，造成紧张性头痛的因素还有焦虑、抑郁等精神异常状况，或许是由其他类型的头痛或身体不适发展而来。

♦　♦　♦

有关用药方面，大多数偶发性紧张性头痛常被人们忽略，因为头痛得并不频繁且用非处方药物（非甾体抗炎药）就能缓解。而对于频繁发作的紧张性头痛，也没什么别的选择，主要靠非甾体抗炎药来控制。如果发作得实在频繁，外加有慢性化的趋势，则可能需要预防性治疗，包括药物治疗和非药物治疗。

针对紧张性头痛的急性治疗，相关研究显示，单纯服用镇痛药和非甾体抗炎药，如对乙酰氨基酚、布洛芬和阿司匹林的效果优于安慰剂对照组；服用更高剂量的对乙酰氨基酚、布洛芬或阿司匹林可能较低剂量更有效。非甾体抗炎药比对乙酰氨基酚相对更有效，但非甾体抗炎药对严重头痛的效果一般。

研究发现，紧张性头痛的诱发因素与偏头痛非常相似：压力、睡眠质量差、睡眠不足/过多、睡眠模式变化、饮食中断、咖啡因摄入过多、体力消耗、视疲劳、噪声、灯光、气味等都会引起这两类头痛。因此在预防性治疗方面，紧张性头痛可以参考偏头痛的常规预防措施。

阿米替林是三环类抗抑郁药，作为紧张性头痛预防性治疗的证据最多。这种药物以往被用作抗抑郁药，但它也能以不同剂量用于治疗疼痛。阿米替林常见的副作用包括口干、嗜睡、头晕、便秘和体重增加。对于合并抑郁症患者，每天使用米氮平或文拉法辛来治疗潜在的情绪障碍也能对紧张性头痛有所帮助。

## 冰激凌头痛

这种头痛实际是冷刺激性头痛，但是它曾有个好玩的名字，叫"冰激凌头痛"。举个例子，学生们最爱的暑假到来了，小王和同伴酷暑中打篮球，结束后小王迫不及待地吃了一大桶家庭装冰激凌。但不幸的是，15分钟后小王就开始发生剧烈头痛，先是隐隐作痛，后来逐渐严重，甚至出现恶心呕吐的情况。小王来医院就诊，最后被确诊为"冰激凌头痛"。类似小王这样的患者还真不少，进入夏季，不少贪食冰饮的患者因为头痛前去就诊，而其中大多是年轻人。

冰激凌头痛在《国际头痛疾病分类》第3版中的编码为4.5.2，名为"缘于摄入或吸入冷刺激物的头痛"。这个可爱的名字所对应的头痛又称大脑冻结、冷刺激性头痛，其学名为蝶腭神经痛。冰激凌头痛是原发性头痛分类中的第四部分，属于"闲杂人等"的范畴。

这种头痛多在炎热天气下发生，一般是在快速摄取冰激凌等冷冻食物或饮料之后发作。到了夏天，冰镇啤酒、雪糕、冰镇西瓜都随处可见且大受欢迎，连小龙虾都流行冰镇，这些可让冰激凌头痛患者苦不堪言。

虽然明确了冰激凌头痛的定义，但是其具体发病机制与大多数种类的头痛一样并不明确。一种说法是，这些冷饮在进入热的口腔后，给舌、口腔黏膜造成很强烈的刺激，使得头部和面部的肌肉、血管收缩，引起颞动脉痉挛，继而转为被动性扩张，血流冲击扩张动脉壁上的痛觉

神经末梢而引起头痛。患者一般是在匆忙吃下冷饮之后的
30～60秒内发作，10～20秒内出现刺痛，极少数情况
下疼痛甚至可持续25分钟。

冰激凌头痛在偏头痛患者中也很常见，那么该如何避
免或预防冰激凌头痛？方法很简单，既然冰激凌头痛的主
要诱因是炎炎夏日下狼吞虎咽雪糕、猛灌冰镇啤酒，那
么头痛一旦发作，要立即停止食用冷食或冷饮，可以用手
反复进行局部按摩，来缓解突然的冷刺激所引起的头部血
管、肌肉的收缩，同时帮助减轻疼痛。如果头疼得特别厉
害，可在医生的指导下服用止痛药。可能很多人做不到完
全放弃冰激凌等冷食，但是可以通过调整进食方式来避免
疼痛：在进食时小口慢啜，观察一下自己的反应再决定要
不要继续吃。

头痛分类的亚型可以说非常多，原发性头痛分类里第
四部分的内容多数是难以进行细化分类的头痛类型。本节
仅以冰激凌头痛为例进行简要介绍。

## 难以启齿的头痛

有些年轻的夫妻到了诊室支支吾吾半天说不出来话，多番问询后才了解到他们存在性爱头痛这个难以启齿的问题，真的是痛并快乐着。大多数患者的描述是这样："当时就像一记重锤打在我的后脑上，我倒在床上并发出了痛苦的呻吟，甚至有休克的感觉。我无法睁开双眼，感到眩晕，整个过程大约持续了30秒。"去医院后才被诊断为"性爱头痛"。

根据英国医学相关期刊的数据显示，大约每100人中就有1人患有这种头痛。男性患有这种头痛的概率大约是女性的3～4倍，并且偏头痛患者更可能会经历这类头痛。有的人会经历一种逐渐发展形成的"性高潮前头痛"，而有的人则会在性高潮的瞬间忽然经历一种剧烈的头痛。

性爱是男女双方情感、心灵以及身体的亲密交流，是一种幸福的享受。不过，有些伴侣在性爱后会出现头痛的情况，有些则在性爱过程中头痛。其实这是相当影响双方体验感的。

性交头痛有可能是由性兴奋或紧张造成的。一些伴侣性爱时会紧张、激动，从而导致交感神经兴奋、血管收缩，同时性爱过程中血压上升过快，头颈部肌肉紧张，血液循环快，加上性爱时血液集中于生殖系统，这些都会导致脑部缺血，从而引发疼痛。对于这种类型的头痛，双方可以在性生活之前和性生活过程中有意识地放松脖颈、下颌和肩部肌肉，平时也要针对这些部位经常进行放松练习。

尤其是年纪大一些的伴侣，可能本身就存在血管狭窄的情况，或患有脑血管疾病或高血压等基础疾病。如果频繁地在性爱中发生严重头痛，就要注意是否有心血管、神经等方面的疾患，建议到相关专科诊室先进行身体情况的基本检查。在咨询医生后，性爱前也可内服少量降压药或镇痛药来预防头痛。

如果头痛和体位有关，一般会在突然变化体位时发生疼痛，并伴有恶心呕吐，这可能是低颅压性头痛。应对方法是尽量减少一些引起不适的体位应用。

性爱过频或过久、身体过度疲劳、性爱环境不佳、空气不流通、声音嘈杂等因素也会导致头痛。这些原因引起的头痛一般只是偶尔发生，大多可以得到缓解或能够提前避免。双方要注意劳逸结合，性爱不宜过频，要注意控制情绪，适可而止，不要过度兴奋。

需要注意的是，若性爱过程中出现头晕、头痛，甚至伴有胸闷、憋气、心悸或胸前区不适等症状，应休息并观察，必要时及时咨询医生。

# 新型冠状病毒感染后头痛

相关研究显示，自新型冠状病毒大流行开始，一些患者出现了神经系统后遗症，比如令人摸不着头脑的"脑雾"、头痛、乏力、咳嗽等。相比感染病毒后病症发作的痛苦，后遗症更是令人闻风丧胆的存在。狡猾的病毒究竟在我们的大脑里捣了什么乱？

2020年8月，中国科学院深圳先进技术研究院的黄建东教授等研究人员在《细胞研究》（*Cell Research*）上发表论文，首次证实新型冠状病毒能够感染体外培养的人类神经祖细胞和大脑类器官。

此后越来越多的研究证实了这一发现，《美国国家科学院院刊》（*Proceedings of the National Academy of Sciences of the United States of America*，通常简称为PNAS）发表了一篇研究论文，研究证实病毒能够在大脑星形胶质细胞中感染并复制，从而降低神经元的活力。

至于病毒如何进入大脑，仍然是一个谜题。一些动物实验表明，病毒穿过了血脑屏障；还有一种可能是病毒通过气溶胶传播，进入鼻腔后感染了嗅觉神经并入侵了中枢神经系统，进而感染星形胶质细胞。星形胶质细胞是分布最为广泛的中枢神经系统细胞，它们的功能包括为神经元提供生化支持和营养物质，并调节神经递质和其他电解质，比如钾离子的水平。它们还在维持血脑屏障完整性、保护大脑免受病原体和毒素的侵害，以及帮助维持大脑内稳态等方面发挥着重要作用。

同时，在相关人体实验分析中也观察到类似于动物实验的结果。实验中抽取的26个新型冠状病毒感染死亡患者的脑组织样本里有5个被证实存在新型冠状病毒。对81名被诊断为轻度感染者使用高分辨率磁共振成像进行分析，28%的患者的大脑与焦虑相关的区域出现萎缩。焦虑也是最常见的新型冠状病毒感染后的症状之一，即便是轻症患者也可能出现这种症状。在评估认知功能的神经心理学测试中，新型冠状病毒感染患者在某些任务上的表现也低于平均水平。一部分患者的症状会随着时间的推移有所改善，但大多数人的症状还在持续发展。

科研人员还对新型冠状病毒感染死亡患者的脑组织细胞和休外培养的星形胶质细胞进行了研究，和未感染的人相比，感染患者的星形胶质细胞中各种生化途径发生了变化，特别是与能量代谢相关的途径。由于星形胶质细胞代谢是支持神经元功能的关键，星形胶质细胞代谢的改变可能间接影响了神经元。代谢组学[①]分析结果显示，星形胶质细胞中由新型冠状病毒感染引起的最关键的变化之一是丙酮酸和乳酸水平的降低。乳酸输出是星形胶质细胞代谢支持神经元的方式之一，神经元会将其作为能量来源。体外分析显示，星形胶质细胞培养基中的乳酸水平正常，但星形胶质细胞内部的乳酸水平下降了。换句话说，即使是把自己肚子里的乳酸给掏出来，星形胶质细胞依然在努力维持对神经元的乳酸供应，但坏的一面就是，这样会让星形胶质细胞的线粒体功能发生改变，从而潜在影响谷氨酸等神经递质在大脑中的水平。

谷氨酸作为多功能氨基酸，对人体具有多方面的作用：（1）作为机体所需的氨基酸之一，提供必需的氮源，促进肌肉细胞内蛋白质合成；（2）通过细胞增容作用，促进肌肉细胞生长、分化；（3）刺激生长激素、胰岛素等内分泌系统激素的分泌，使人体处于合成状态。

通过谷氨酰胺酶的催化，谷氨酸与氨消耗一个ATP（能量单位）形成谷氨酰胺，它能帮助人体增强力量并提高耐力。人体运动时，自然产生的酸性代谢产物使体液酸

① 在20世纪90年代末发展起来的一门新兴学科，是研究关于生物体被扰动后（如基因的改变或环境变化后）其代谢产物（内源性代谢物质）种类、数量及其变化规律的科学。

化。谷氨酰胺有产生碱性基团的能力，因此可在一定程度上减少酸性物质堆积，从而降低疲劳感。此外，它也是免疫系统的重要组成部分，能增强免疫系统的功能，发挥重要的免疫调节作用。在神经系统中，谷氨酸是大脑中最丰富的游离氨基酸，也是大脑主要的兴奋性神经递质。它能协调大脑说话、思考、学习新事物、存储知识和运动等功能。如果病毒影响到谷氨酸发生作用的通路，后果将不堪设想。

除了在感染新型冠状病毒的星形胶质细胞中观察到可能导致神经元功能障碍的代谢变化外，研究人员还发现，感染病毒会让星形胶质细胞吐出坏东西，这些坏东西降低了我们神经元的活力，并进一步导致神经元死亡增加。这就解释了在新型冠状病毒感染患者身上观察到的大脑皮质厚度变化的现象。

目前，除了通过对症止痛来治疗新型冠状病毒感染后头痛外，高压氧治疗也是一个值得考虑的方向，高压氧治疗目前在各大医院均有开展，普及范围已经比较广泛。这种疗法对人体没有创伤，同时还能加速能量代谢路径，有头痛烦恼的读者不妨前往医院咨询。

## 极度危险的头痛——
## 红旗预警，快去医院

你是否曾经历过宿醉头痛？是否曾因为猛地吃下一大口冰激凌而头痛？是否因为牙痛或者口腔溃疡，带着前额一起一阵阵地抽痛？又或者，是否曾无缘无故出现突发性头痛？不要以为头痛不算什么严重的疾病，挺过去就好了。有些头痛平日里看起来没什么，严重起来其实真有可能要命。所以，一旦发现一些特殊的征兆，要立刻去医院检查。

这里我想先借助几个例子来说明头痛的危险性：因发烧时体温达到39℃以上或感染所引起的头痛，有可能是神经系统感染，比如细菌性脑膜炎、病毒性脑膜炎、脑炎和脑脓肿等，一旦出现，要立刻去医院；有肿瘤等疾病病史，哪怕通过放、化疗已经好转，一旦有头痛症状，也不能放松，因为这有可能是肿瘤向颅内转移的表现；如果出现神经功能缺损，比如意识水平下降、晕倒等症状，伴随头痛很可能是由于偏头痛伴先兆、颅内出血或缺血性卒中（脑梗死）的发作；至于艾滋病等自身免疫相关疾病的患者，就更不用说了，一旦头痛，就尽快去医院吧。

类似这种危险的头痛情况一共有15种，如果自己或身边的人有其中1种症状，那么请排除万难，快速去医院进行诊断。

　　在第一章"头痛的两大类"一节我就已经强调过，继发性头痛是其他相对明确的病因所造成的头痛，病因包括系统性感染、头部外伤、血管疾病、蛛网膜下腔出血、脑肿瘤等。如果头痛患者进行全部影像学检查和实验室检查，会承受太过昂贵的费用负担。因此，需要结合患者自己的日常观察和医生的临床经验，来综合判断是否存在严重问题。头痛患者若是出现一些警示信号的病情（一般我们将其称为"红旗征"），可能就表示存在继发性头痛。下面我来详细介绍有关红旗征的识别。

# 红旗征清单（SNNOOP10 清单）

　　神经病学领域的临床杂志《神经学》（*Neurology*）给出了一套相对简单、易记的红旗征清单（SNNOOP10 清单）来帮助识别继发性头痛，这几个字母刚好是每个红旗征象英文名称的首字母缩写，P10 代表有 10 个征象是以字母 P 开头的。

1. 全身症状（systemic symptoms including fever）。比如，发烧到 39℃或感染引起的头痛要小心了！其他神经系统感染包括细菌性脑膜炎、病毒性脑膜炎、脑炎和脑脓肿。

2. 肿瘤等增殖性疾病病史（neoplasm history）。哪怕经过放、化疗已经好转，也不能放松警惕。无肿瘤病史的头痛患者中发现脑肿瘤的风险很低（低于 0.1%），并且大多数在 50 岁后才可能出现。肺癌、乳腺癌和恶性黑色素瘤颅内转移的风险最高。

3. 神经功能缺损（neurologic deficit）。主要表现为意识水平下降、晕倒等。伴随头痛的原因很多，最常见的可能是偏头痛伴先兆，其次是颅内出血和缺血性卒中（脑梗死）。

4. 突然发作的头痛（sudden or abrupt onset）。这种头痛的发作过程不会慢条斯理，发作起来异常剧烈而迅猛，ICHD-3《国际头痛疾病分类第 3 版简称，下同》将突然发作定义为"在 1 分钟内达到最大强度"。

5.  年事已高时的头痛（older age onset after 65 years）。原发性头痛患者的年龄相对比较小，而且病情到老年基本都会好转。但如果反过来，到了老年时头痛突然开始发作，这并不是说明你的人生出现第二春，而要高度怀疑是继发性头痛。与年轻人相比，年龄超过65岁的头痛患者，其患有严重疾病的潜在风险增加10倍。

6.  头痛发作模式改变或新近出现一种头痛（pattern change or recent onset of new headache）。据推测，与有慢性头痛症状（一般症状持续超过3个月）的患者相比，发作模式改变或最近症状持续时间少于3个月的患者遇到继发病因的可能性更高。

7.  和姿势相关的头痛（positional headache）。直立姿势立即或在几秒钟内发生头痛，并在水平卧位后迅速得到缓解，这说明患者脑脊液（脑脊液之于大脑就像羊水和宝宝的关系）压力水平较低。

8.  通过打喷嚏、咳嗽或运动引起的头痛（precipitated by sneezing, coughing, or exercise）。一旦出现，当心可能是继发病因。

9.  视神经盘水肿（papilledema）。这种情况需要通过医生用眼底镜检查患者的眼睛来诊断。

10. 头痛越来越严重，而且越来越异常（progressive headache and atypical presentations）。这种不寻常的情况需要格外引起注意。

11. 妊娠期和产后恢复期（pregnancy or puerperium）。由于生理变化（如血液高凝状态、激素变化或硬膜外麻醉等干预），妊娠期和产后期出现继发性头痛的风险较高。孕产妇及其家人需要格外注意这种情况。

12. 自主功能的异常先兆（painful eye with autonomic features）。比如眼睛疼，可能还伴随流泪、发红，就要考虑继发性头痛的可能。

13. 创伤后的头痛（posttraumatic onset of headache）。比如被不看路的司机撞了之后造成的头痛。创伤性脑损伤的年发病率为10万人中235～556例。伤后1年头痛的累积发病率为91%。大多数患者符合偏头痛或很可能的偏头痛（只要有一项不符合偏头痛诊断表征就会在ICHD-3中被归为很可能的偏头痛）标准。

14. 患有艾滋病等自身免疫相关疾病（pathology of the immune system such as HIV）。这也不用多说，尽快就医为先。

15. 头痛发作时滥用止痛药或使用新药的不良反应（painkiller overuse or new drug at onset of headache）。很简单，一旦出现这种情况，药必须停。

# 读懂头痛的潜台词

有的疾病在主要症状外会伴随一些其他症状，拿头痛来说，不同位置的疼痛可能就提示了头痛的类型，我们不妨根据这些线索找找答案。

1. 头部单侧痛

偏头痛的特征是头部单侧疼痛，且疼痛主要集中在太阳穴、颞部和前额，但也有扩延至整个头部的病例，发作时间约为4 ～ 72小时。偏头痛急性发作时除了头痛的症状外，还经常伴有恶心呕吐和畏光的现象，因此被称为"会吐的头痛"。

2. 单侧或双侧枕部痛

颈源性头痛的特征是单侧或双侧后枕部疼痛，同时伴有耳后闷胀感及酸痛、耳鸣、眼睛胀痛、恶心呕吐、味觉和嗅觉发生改变等现象。长时间伏案工作会使得人们的肌肉过度劳损，诱发颈椎间盘突出或颈椎不稳，甚至导致颈源性头痛。

3. 眼部区域痛

三叉神经痛的特征是眼眶分支区域疼痛，包括眼眶、眼眶后、太阳穴和前额，有时疼痛还会累及后脑勺、牙齿、耳朵、上颌部以及颈部，更严重时疼痛会放射到同侧肩、背、手臂等部位。疼痛剧烈时，伴有烧灼感或针刺样痛，出现电击痛、跳痛以及钻顶样痛。

### 4. 单侧眼眶痛

如果疼痛集中在单侧的眼眶、眼眶上方、太阳穴以及眼球上，通常就是丛集性头痛的表现，该类头痛也属于三叉神经自主神经性头痛的一种分类，发作时呈尖锐性和爆炸样疼痛。

### 5. 枕部痛

如果脑血管中血压急剧升高，就容易造成耳鸣、头痛、头晕和恶心，疼痛也多集中在太阳穴和后脑勺等部位，头部如注了铅一般疼痛，且有明显的压迫感。待血压平稳后，症状可能减轻或逐渐消失。

### 6. 鼻窦周围痛

鼻窦周围疼痛常见于鼻窦感染，疼痛主要集中在鼻梁前、前额和颧骨处，这些都是鼻窦所在的位置。同时伴有耳朵胀满、不停流鼻涕以及面部肿胀等现象。

第四章

# 如何缓解头痛危机

经过前三章的介绍，相信大家对头痛已经有了足够深刻的印象，摸清了它的脾性和套路。那么，本章就来说一说，如何见招拆招，在头痛危机降临时及时化解。

我们已经知道，先天因素以及许多环境因素的影响可以解释头痛的发生。因此，一般情况下头痛可以得到相对有效的缓解。但迄今为止，针对头痛还没有根治性的治疗方法。严格意义上来说，不能指望像治愈伤口一样治疗头痛，至少在目前的临床治疗中如此。

在第二章中，我已经向大家介绍过方便日常操作的自我管理策略。了解自身的情况是战胜头痛的第一步，再搭配本章提供的饮食、运动、睡眠、情绪等自救方案，明确用药和预防措施后，就能找到适合你的头痛防治计划，逐步走出头痛阴霾。

头痛患者多年来可能一直在与频繁发作、治疗效果不佳的头痛难题斗争，设法让头痛远离他们的生活。不过，无论能否从这个"慢性"的状态中彻底恢复过来，本章提供的这些小办法都能让大家收获一定的幸福感，享受放松状态。日积月累之后，便能从精神上得到长久且强有力的支持。

我们有时会看到或听到的一些建议，其中列出了"不要做"的事（"不要这样做"，"不要吃那个"……），不过这些建议通常不见得是基于权威性的研究，只会带来不必要的乐趣剥夺和额外的挫败感。如果某种特定方法可以消除头痛，那么我的门诊应该也无人造访了。

有些人会纠结由头痛产生的日程变动。事实上，我们不需要害怕一时的休息导致错失工作机会，也不用担心错过朋友相聚、家庭出游，恼人的头痛面前只有你自己的感觉才是最重要的。

# 关注饮食

在第二章"偏头痛与女性"一节中我们提到了有助于缓解头痛的营养元素镁，那么本节我想再重点讲一讲针对头痛患者的饮食建议。每天给我们身体提供能量和营养的食物，一不小心也可能成为头痛的诱因。许多食物中含有能引起头痛的物质，通过限制这类食物的摄入，也能减轻或避免头痛问题。

正常情况下，只要遵循《中国居民膳食指南》中的"平衡膳食八准则"来维持食物多样性并合理搭配，就能保证基本的饮食健康。那么针对头痛患者，我还想强调以下几点：

## 注意血糖的波动

许多人对血糖的了解似乎还停留在血糖指数过低容易晕厥，血糖指数过高则要少吃糖分的阶段。我想要告诉偏头痛患者的一个好消息是，减少血糖水平的波动有助于避免偏头痛发作。

血糖水平指血液中葡萄糖的浓度。进餐后血液中的葡萄糖主要来自食物的消化吸收，特别是富含碳水化合物（糖类）的食物，如米面、甜点、饮料、豆类、水果等。这些食物所含的淀粉、蔗糖、果糖、乳糖、葡萄糖、麦芽糖等都会转化为血液中的葡萄糖。

而我们通常会用升糖指数（glycemic index，简称为 GI）来衡量食物对血糖（葡萄糖）水平的影响。高 GI 的食物会导致你的血糖水平迅速升高，使得胰腺不得不释放大量胰岛素将葡萄糖转化为脂肪（主要存在于人的脂肪细胞和肝脏中），从而去降低血糖水平。

如果这种情况反复发生，你的细胞可能会对胰岛素产生抵抗力，使得胰腺必须加强自己的工作效率，才能维持血糖的正常水平。任何会给器官带来压力的食物都需要警惕，它们会变成各类疾病的诱因。

所以，为了控制体内的血糖水平，我们应该多吃一些低 GI 食物，它们也被称为"缓慢释放能量食物"，会让血糖缓慢上升并更持久地释放能量来为身体提供燃料。低 GI 食物包括蔬菜、浆果类水果、全麦类、豆类和高纤维食物。如想了解更多，可以参考糖尿病患者的食谱，但正常情况下不用跟他们吃得一模一样，因为他们需要严格限制糖分摄入。

除此之外，如果平时工作比较忙碌，三餐吃得不够规律，比如午餐吃得很早，一直熬到下班回家很晚才开始进食，你的血糖水平也会下降。两餐的间隔时间很长或长时间不进食都可能引起偏头痛发作。因此，我建议偏头痛患者：（1）避免不吃饭；（2）每3～4小时吃点东西；（3）尝试在睡前吃点低GI食物。

## 尽量不要吃的食物

### 1. 3C食物

一些研究指出，头痛或偏头痛患者血液中生物胺的浓度通常较高，偏头痛患者因肾脏和消化道中的二胺氧化酶不足而无法分解组胺。生物胺会引起头痛，而含有生物胺的氨基酸包含组氨酸、酪氨酸、丝氨酸等。

最常见的含有这些物质的食物是3C食物。"3C"是三种食品的英文首字母，它们分别是奶酪（cheese）、巧克力（chocolate）和柑橘类食物（citrus fruit）。这些食物都含酪氨酸，会造成血管收缩、痉挛，从而引发头痛问题。

### 2. 含有亚硝酸盐的加工食品

这类食物包括香肠、热狗、火腿、肉松等。在加工这些食品时，生产商会添加亚硝酸盐以使肉色看起来更鲜艳。同时，亚硝酸盐具有防腐性，与肉中含有的肌红蛋白相结合的话会产生防腐效果。然而，亚硝酸盐被摄入人体之后便会加速全身的血液循环，并影响血管扩张和收缩状态，因此容易导致头痛。

3. 酒精

在酒精的刺激下，我们的脑血管会发生不同程度的痉挛，从而引起疼痛。对于原本就患有偏头痛或者慢性头痛的患者来说，在酒中的乙醇、杂醇与另外一种重要物质——酪胺的共同作用下，头痛几乎就成了不可避免的事。此外，研究表明，如果饮酒超量，酒精的利尿作用会造成身体脱水，这也会影响脑部的血液循环，进而引发头痛。

一般来说，酒后头痛会在短时间内自行缓解，饮酒后可以多喝些果汁或蜂蜜水，其中的果糖可以加速酒精的代谢，以缓解头晕、恶心等症状。

如果疼痛实在让人难以忍受或短时间内没有得到改善，就应及时去医院就诊，遵医嘱使用非阿片类镇痛药物（属于处方药，饮酒之前、饮酒期间或之后严禁服用布洛芬、对乙酰氨基酚或阿司匹林）来缓解头痛。头痛难忍也可能是酒精过量引起的中毒表现，务必及时就医，以避免对身体造成更大的伤害。

为了避免和减缓饮酒后的不适感，谨记：喝酒前先吃点食物，喝酒时也可以吃些绿叶蔬菜及豆制品。如果不想吃东西，可以喝一杯牛奶，使其在胃壁上形成一层保护层。控制喝酒的速度，酒与水间隔着喝。最重要的是避免过度饮酒，适可而止，量力而行。

## 维生素与矿物质

对头痛患者友好的维生素和矿物质包含镁、钙、维生素B族。日常生活中，可以选择补剂进行调节，也可以相应多吃一些富含这类营养元素的食物。

镁可以调节人体的神经作用，帮助调节血流和放松肌肉，含镁的食物有腰果、杏仁与香蕉等。含钙的食物也能缓解头痛，比如小鱼干、黑芝麻、牛奶等。

此外，维生素B族、鱼油等也对头痛预防有着较好的效果，天然食材的选择上则可以考虑深海鱼类如三文鱼、沙丁鱼和金枪鱼等，它们均含有 ω-3 脂肪酸，能促进脑部循环、降低血压、抗炎。其他一些食物如菠菜、燕麦、全谷类等也富含维生素B族。

## 褒贬不一的咖啡

人们经常把咖啡的使用和头痛联系起来，作为上班族的经典"续命汤"——咖啡，头痛高发人群究竟该不该喝？在治疗药物的清单里其实不乏咖啡因的身影，咖啡对于头痛缓解有效的原因正是在于咖啡因。咖啡因具有收缩血管的功能，在头痛已经发作的情况下，喝咖啡可以缓解疼痛。研究人员发现，发生偏头痛时人们血液中腺苷水平增高，咖啡因长得很像腺苷，可以竞争腺苷受体靶点，但又不产生腺苷的作用。它能使细胞接收不到传来的疼痛信号，从而减轻痛感。所以，许多常见的止痛复合制剂会加入一定剂量的咖啡因来加强止痛效果。

不过对于那些咖啡重度爱好者来说，咖啡因摄入过多会使机体反馈性地产生更多腺苷表位，来阻止咖啡因的搅局作用。最终，腺苷还是会发挥舒张血管的作用，同时释放致痛因子。在《国际头痛疾病分类》第3版里包含咖啡因戒断性头痛，它属于物质戒断性头痛，指每日服用咖啡大于200毫克且持续超过2周的患者突然戒断咖啡因后24小时内发生的头痛。但这种头痛在戒断之后的7天内就会自行缓解。

咖啡对于头痛的影响有两面性。咖啡因对头痛的效果究竟如何，还需要看头痛分类，它不会对所有头痛都产生治疗效果。它可能会增加疼痛，也可能缓解头痛。所以我一直强调，头痛分型诊断重于一切。如果是偏头痛，便可以用咖啡因缓解。在紧张性头痛发作时喝咖啡则会适得其反，头痛患者需要谨慎饮用手里的咖啡，而且切记不要喝太多咖啡。一杯150毫升的咖啡中约含有80毫升的咖啡因。咖啡因在耐高温方面较弱，咖啡豆经浅烘焙后咖啡因含量较高，咖啡豆经过深烘焙后咖啡因含量会减少。如果你打算摄入咖啡因，可以选择浅烘焙咖啡粉。如果只是想要品品味道，不妨试试深烘焙或者低因咖啡。

## 咖啡小贴士

- 早上和下午各一杯的提神效果最好，一旦超量不但不能达到提神作用，还会令人感到焦躁不安。不要在睡前5小时内喝，以免影响睡眠。
- 每天摄入量最好不要超过200毫升。
- 不要喝过烫的咖啡，超过65℃的任何饮品或者食物都会增加食道癌的患病风险。
- 特殊人群要注意少喝或者不喝咖啡，比如孕妇、失眠人群、高血压患者、冠心病患者以及有动脉硬化疾病的人，长期或大量饮用咖啡会使情况更糟。

## 适量运动也无妨

不知道大家是否还记得，第三章"紧张性头痛，莫紧张"一节中提过，运动会缓解紧张性头痛但也是偏头痛的诱发因素。实际上，运动处方作为偏头痛的治疗方法之一被写进了临床实践指南，看起来似乎前后矛盾。将运动作为缓解办法的假设是：引起偏头痛发作的机制包括神经递质的急性释放，比如降钙素基因相关肽、促食欲素或乳酸代谢的改变。由此，通过运动预防偏头痛的机制可能是，运动会增加人体血液中的 β–内啡肽、内源性大麻素和脑源性神经营养因子水平。这些名词读起来有点拗口，不过没有关系，你只需要知道内啡肽会起到缓解疼痛、压力和炎症的作用；促食欲素，顾名思义和食欲有关；乳酸则是代谢产物。

总之，尽管运动可能引发偏头痛，但定期运动对偏头痛发作也能起到预防作用，很可能是由于经常锻炼的人的偏头痛诱发阈值发生了改变。然而，合理的运动频率和强度仍然是一个悬而未决的问题，未来的研究应该会关注这个问题，以制订一个以实证为基础的运动计划来帮助偏头痛患者。

# 与运动有关的几个物质

**β-内啡肽**是一种内源性阿片类物质①，由脑下垂体前叶生成并通过和受体结合产生镇痛作用。在外周神经系统中，它似乎抑制了P物质②的释放，从而延缓了疼痛途径的传导；而在中枢神经系统中，它在突触前起作用，抑制释放神经递质GABA③，这会导致多巴胺增多。与健康对照组相比较，偏头痛患者体内的β-内啡肽的水平较低。慢性偏头痛的患者和健康对照组的β-内啡肽水平差异更加明显。然而，运动会导致β-内啡肽水平升高。

**内源性大麻素配体（AEA）**是内源性大麻素系统的前体，随着运动的进行而增多，被认为会导致"跑步后愉悦"。AEA水平在高强度耐力跑中升高，但在低强度步行中并未表现升高。"跑步后愉悦"是一种突然的积极感觉，有助于缓解疼痛、镇静镇痛和抗焦虑。AEA水平升高导致大麻素1（CB1）以及大麻素2（CB2）的释放。在大鼠实验中，研究人员证明焦虑是通过CB1受体介导，疼痛

---

① 具有阿片类物质作用的内源性化合物，包括内啡肽和脑啡肽。药物中最常用的阿片类物质（如吗啡、海洛因、氢化吗啡、美沙酮、哌替啶）在人体内优先与μ型阿片受体结合，产生镇痛、心境改变的作用。

② 由11个氨基酸残基构成的多肽。脑内分布不均匀，黑质中含量最高，四叠体中次之，中脑等含量较少。它是在脑内作用很广泛的兴奋性神经递质。

③ 学名为γ-氨基丁酸，是由谷氨酸脱羧而成的抑制性氨基酸类神经递质。参与抗焦虑、抗惊厥、镇痛等功能的调节。

减轻是通过CB1和CB2受体共同介导。在偏头痛患者中，这种内源性大麻素奖赏系统功能已经失调，AEA水平显著降低。而运动可以让AEA在调节疼痛中发挥重要作用。

**脑源性神经营养因子（BDNF）**是人脑中的一种蛋白质，与生长因子相关，被认为参与细胞生长、分化和神经元存活。诸如CGRP这种炎症因子会介导BDNF从三叉神经节神经元释放，导致神经细胞可塑性改变。在偏头痛发作过程中，BDNF水平增加，并可能在疼痛路径的中枢致敏机制中发挥作用。在人体研究中，BDNF水平在运动后会增高，这可以防止神经元丢失。在动物研究中，研究人员发现BDNF对动物大脑的认知功能产生积极影响。

据我所知，几乎所有头痛的相关研究都在探讨运动对于偏头痛预防性治疗的有效性，而有关急性期治疗的有效性数据一般来源于病例报告的形式：某白人女性通过高强度的跑步终止了头痛的发作，论文作者将其归因于宏观上脑血管舒缩的改变以及激素的改变。如果想要在特定情境下用来终止偏头痛的话，还需要进一步的临床试验来佐证。

人体内内源性阿片类物质的含量在偏头痛发作时是低于非头痛时期的。在头痛期结束时，它们的浓度就会飙升。运动过程中，只有在强度超过无氧阈值时，β-内啡肽水平才会显著增加。如果在较低的阈值下进行锻炼，则在约50分钟后才开始增加。

🔹 🔹 🔹

前文提到了头痛的运动处方，那么接下来我会详细介绍一下能够帮到头痛患者的运动提案。

首先是关于运动强度的选择。自我感知的用力程度分级通常采用《Borg（博格）感觉尽力评分量》（表6）来判断，头痛患者的运动强度范围通常被建议在11～16分。

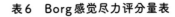

## 表6 Borg感觉尽力评分量表

| Borg计分 | 自我感知的用力程度 |
| --- | --- |
| 6～8 | 非常非常轻 |
| 9～10 | 很轻 |
| 11～12 | 轻 |
| 13～14 | 有点用力 |
| 15～16 | 用力 |
| 17～18 | 很用力 |
| 19～20 | 非常非常用力 |

针对偏头痛这个类型，有氧运动已经被证明可以预防疼痛。一般能够缓解头痛的通用运动处方包括步行、慢跑、骑行、游泳、舞蹈、某些球类运动。下面我给大家列举出几项易于实践的运动计划方案，仅供参考。

**1. 有氧舞蹈**

15分钟热身；20分钟中等强度运动；5分钟拉伸恢复。

2. 快走、跑步和室内骑行交叉训练

   10分钟热身；20分钟中等强度运动；5分钟拉伸恢复。

3. 游泳训练

   5分钟热身；30分钟中等强度运动；5分钟拉伸恢复。

如果患者的身体没有其他大碍，一般推荐的练习次数为：30～60分钟×3～5次/周×12周。

如果头痛患者自身体重基数较大，可以逐渐增加运动量（达到每周250分钟）来保持健康的体重。减重计划是16周内减重≥体重的7%，并配合标准热量补给和限制脂肪摄入。或者可以动员身边的人一起锻炼（50分钟每次，5次每周），来养成运动习惯。

就像英语能力的提高可以体现在听、说、读、写等很多方面一样。运动改善的其实是一个人的综合健康状况，对衰老、能量代谢、免疫、炎症、血流均有改善作用，可以降低失能、失智的发生率，改善睡眠并促进心理健康。不过需要注意的是，针对不同情况的个体还是要由医生和患者一起制订合理方案，根据效果和不良反应动态调整。

## 按摩与舒缓

　　运动之后可以来个身心SPA，辅助放松一下。如果时间不太充裕或者运动后精力不济，我推荐大家平躺在床上来简单练习一下腹式呼吸（也称放松呼吸，图3）。这是一种通过深沉且缓慢的呼吸来减轻压力、有助身心放松的简单训练方法。常常焦虑、压力大或头痛的人最容易出现浅而快的呼吸。腹式呼吸刚好可以纠正这一问题，见效快且简单、易行。

　　腹式呼吸法练习步骤：

① 身体躺平，双腿膝盖弯曲，双手轻轻放在腹部左右两侧，感受呼吸过程中腹部起落的幅度。

② 用嘴轻轻吐气之后，再用鼻子缓慢吸气。

③ 体会腹部鼓起来的感觉，吸气时间越长越好，然后屏息2秒。

④ 通过嘴巴慢慢吐气，和刚才的吸气一样慢。

⑤ 感受腹部回缩，屏息2秒。

⑥ 呼吸节奏尽量放慢、加深，重复练习5～15分钟。

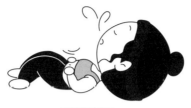

吐气时腹部扁平

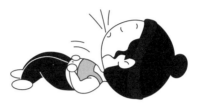

吸气时腹部凸起

**图3 腹式呼吸法**

如果大家平时时间较为充裕，可以再尝试几种针对头痛的简易拉伸、呼吸法、自我按摩等放松手段。每天只须任选3～5个动作搭配，练习5～10分钟，就能让大家在日常生活的压力之下，有效释放头部和肩颈的疼痛，帮助摆脱疲惫与不适。

下面这些动作会调动头部及肩颈部位的肌肉群，同时配合筋膜球按压筋膜等软组织，能够缓解神经紧张，消除

第四章

如何缓解头痛危机

肌肉僵硬，还你一个神清气爽的大脑，也适合作为日常预防头痛的必备手段。

这些练习并不需要特定的时间和场所，只要有闲暇时间，晨起、午休、晚饭后都可以进行，无论是在家还是在办公室都能简单练习，站立或坐立练习均可（如有条件，可以准备一个瑜伽垫，盘腿坐立于其上，也可以简单地坐在不带滑轮的椅子上）。

详细动作说明如下：

1. 交替呼吸法（图4）
   ① 以一个舒服、稳定的姿势坐下。
   ② 右手掌向上伸出。
   ③ 中间三根手指朝掌心收回。
   ④ 彻底呼气后，把右手大拇指轻轻放在右鼻孔处，将其堵住，并通过左鼻孔吸气。
   ⑤ 吸气到极限时，把右手小指放在左鼻孔处，通过右鼻孔缓慢呼气。
   ⑥ 再开始时，手势不变，通过右鼻孔吸气。
   ⑦ 然后松开小指并用大拇指堵住右鼻孔，通过左鼻孔呼气。
   ⑧ 练习5分钟，最后放下手，以一个深呼吸结束。

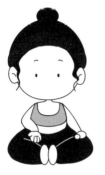

坐下，伸出右手掌

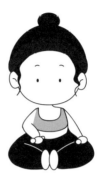

中间三根手指收回

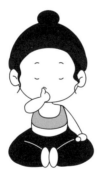

大拇指堵住右鼻孔，吸气

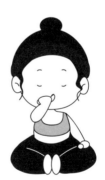

小指堵住左鼻孔，呼气

**图4 交替呼吸法**

**2.** 激活唤醒（图5）

① 以一个舒服、稳定的姿势坐下。

② 吸气并耸肩，同时绷紧上半身的肌肉。

③ 呼气，放松下来。

④ 动作缓慢而有力，重复3次。

⑤ 注意保持脊柱稳定，不要塌腰或弓背；也可以用环绕肩膀来代替活动，同时配合呼吸节奏。

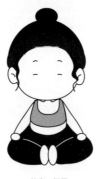
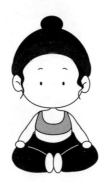

耸肩，绷紧　　　　　　　　呼气，放松

**图5　激活唤醒**

3. 颈部扭转（图6）

① 坐立，双手自然放在双腿上。

② 吸气，延展脊柱，挺直背部。

③ 呼气，头朝右后方扭转，过程中头部保持平直移动，不抬头也不低头。

④ 再次吸气时头部位置回正，动作保持缓慢。

⑤ 再次呼气，换至朝左后方扭转头部，左右为1组，重复3组。

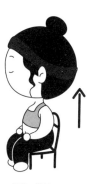

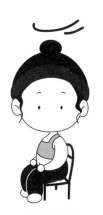

吸气，延展　　　　　　　　　　呼气，扭转头部

图6　颈部扭转

4. 颈部拉伸动作一（图7）

① 以一个舒服、稳定的姿势坐下，最好盘坐。

② 双手交叉放于头顶后侧，手与后脑勺要有相互对抗的力量。

③ 吸气时打开胸腔，抬头向后，伸展身体前侧。

④ 呼气时手肘朝内，弓背低头，伸展颈部后侧。

⑤ 动作缓慢，配合呼吸节奏，重复3～5次。

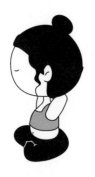
双手交叉放在头后

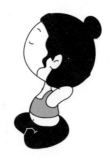
吸气，抬头

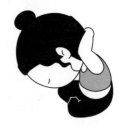
呼气，低头

图7　颈部拉伸动作一

5. 颈部拉伸动作二（图8）

① 盘坐，肩膀放松，右手落在身体右侧。

② 吸气，左臂向头顶方向伸展。

③ 呼气，右臂屈肘，头转向左侧，感受身体左侧的
拉伸，停留5秒钟。

④ 再次吸气，左臂放下并带动身体回正。

⑤ 左手扶头，轻轻拉动颈部向左侧伸展。

⑥ 松开左手，换至对侧练习。

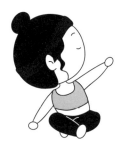
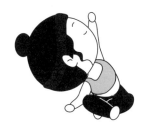
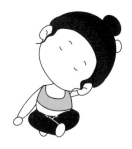

吸气，手朝上延伸　　　　呼气，屈肘，转头　　　　左手扶头，拉动颈部

**图8　颈部拉伸动作二**

**6.** 斜方肌上束拉伸（图9）

① 将右手放在左肩外侧，用力下压。

② 头微微倒向右侧，注意不要扭头。

③ 停留3秒钟，然后头部回正。

④ 换至对侧，重复5～7次。

⑤ 动作幅度不宜过大，放在肩部的手要向下、向外用力，以保证拉伸效果。

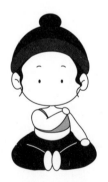 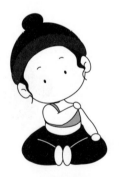

手放左肩外侧，下压　　　　　　头倒向对侧

**图9　斜方肌上束拉伸**

7. 花生球松解枕下肌群（图10）

① 需要准备一个花生球作为松解工具，再准备一个瑜伽垫以躺下。

② 找准位置：双手拿住花生球，放在脑后枕下肌群处，颈椎要靠在花生球中间凹下去的位置。

③ 使球保持第②步的位置，扶住花生球的同时躺在瑜伽垫上。

④ 等到习惯之后，可以小幅度左右转动头部，以增加活动范围。

⑤ 动作缓慢，配合呼吸节奏，持续20～30秒。

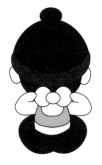

将花生球放于脑后

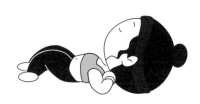

扶住花生球，躺下

**图10　花生球松解枕下肌群**

8. 筋膜球松解斜方肌（图11）

① 找一只干净的袜子，将筋膜球套在里面。

② 背靠墙站立，使筋膜球压在左侧斜方肌上（颈部两侧至肩部后上方的大片肌群）。

③ 左手抓住袜子，保持斜方肌压在球上。

④ 拉动袜子，让球来回滚动，以寻找激痛点（高度敏感的压痛部位）。

⑤ 在激痛点停留3秒钟。

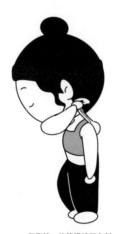

背靠墙，使筋膜球压在斜方肌上

**图11　筋膜球松解斜方肌**

9. 按摩风池穴（图12）

① 伸出双手手掌，将掌心贴向耳朵，拇指由后脑勺的发际线向上滑动，接触到枕骨前的凹陷处，这就是风池穴的位置。

② 使用双手拇指按压，或是双手握拳用指关节按压该穴位，直到出现酸胀感。

③ 每次按3～5分钟，每天可以做2～3次。

④ 不宜过度用力，否则可能造成瘀血或皮肤受伤。

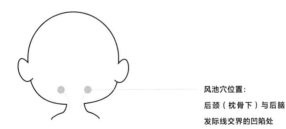

风池穴位置：
后颈（枕骨下）与后脑
发际线交界的凹陷处

**图12　按摩风池穴**

# 想象放松练习

在心理咨询与治疗领域，想象技术是最常用的技术之一，它还可以与其他方法相结合，比如暗示、联想等。一般要想象一个能让自己感到舒适、惬意、放松的情境，通常是海边或者竹林。有了情境之后，还要想象出具体的画面，比如：

"我静静地走在竹林里，周围没有其他的人，只有穿林打叶之声。我感觉到了阳光透过树叶的照射，洒在我身边的竹叶上，我的全身感到无比舒适；微风轻轻地吹来，带着一丝丝暖意；蒙蒙细雨在轻轻地拍打着竹叶，有节奏地唱着自己的歌，我慢慢地走着，静静地倾听这细碎的微雨……"

讲述者在帮助别人放松时，会注意语气、语调的运用。那么，我们在自我想象放松时可以在心中默念这些描述，节奏要逐渐变慢，配合呼吸，自己也要积极地进行情境想象，尽量想象得具体而生动，充分调动五官去感觉。

如果是初次尝试，可在专业人士（瑜伽老师、冥想老师）的指导下进行，也可根据个人情况借助网上的音频或视频来练习。

## 良好睡眠

### 睡眠与头痛的关系

《2022中国国民健康睡眠白皮书》显示，我国有76%的人感到入睡困难，11%的人不能一觉睡到天亮而中途不醒来。相信很多人都有这样的体会，失眠时明明感觉精神很疲劳，但就是睡不着，不仅是入睡难、睡眠质量不佳，还容易醒得早且疲惫。睡眠已经不能给失眠患者带来有益的休整和情绪的安抚，甚至成了一个沉重的负担。

失眠可以是急性的、间歇性的或慢性的。它可能是几种常见睡眠障碍的首要症状，也经常与其他身心健康问题合并出现。临床评估失眠症状主要是通过患者病史，看是否有潜在疾病来解释失眠的问题。认知行为疗法是治疗失眠的首选治疗方法，因为它具有有效性、安全性和持久性。药物治疗广泛用于失眠的症状，其副作用也非常明显，比如耐药和戒断症状等。现在，国内的三甲医院普遍开设了睡眠门诊，为广大患者提供科学、合理的用药方案和非药物治疗。

失眠一般多为头痛发作的诱发因素（如偏头痛），失眠者更应该留意自身的头痛状况。此外，失眠也是头痛发作频率增加的一个重要因素，特别是处在紧张性头痛和偏头痛的发作期时。也就是说，如果头痛患者同时有失眠症，那么作为头痛整体管理的一部分，头痛患者也得同步接受失眠症的相关治疗。

相关并发症调查研究表明，患有频繁且严重头痛的成年人患上失眠症的风险明显更高，无论是偏头痛、紧张性头痛还是丛集性头痛，基本的头痛亚型都会存在这个情况。头痛和失眠之间似乎确实存在联系。但也有人发出疑问，这两种情况都是极其常见的健康问题，这种关联有没有可能仅仅是巧合？其实，头痛和失眠之间的联系是不对称的，头痛似乎更多地影响睡眠状态而导致失眠，反之则不然。研究发现，只有严重失眠才会引发头痛。在头痛影响失眠的关联中，与头痛相关的其他因素也可能发挥作用，特别是焦虑和抑郁，它们是头痛的常见并发症。

从机制上来看，头痛和睡眠障碍具有共同的解剖学基础：头痛和睡眠障碍的病理生理学机制涉及一系列神经网络，包括皮质、背侧丘脑、下丘脑、脑干等结构。作为共病的生理基础，这些结构在头痛和失眠的相互作用中起到关键作用。"伤害性感受—防止伤害性感受"的处理，"睡眠—觉醒"状态的切换，也共同依赖于上述结构来进行信息传递和相互影响。

此外，睡眠障碍会导致疼痛阈值降低和中枢敏化。一项研究评估了健康对照组和紧张性头痛患者的睡眠质量与疼痛阈值之间的关系，结果发现，虽然两组人员总体的睡眠时间无差异，但紧张性头痛患者的觉醒时间更长，较多出现失眠、白天犯困的情况，且疼痛阈值往往更低。疼痛阈值降低意味着可能涉及更广泛的疼痛功能障碍，即中枢敏化，而且是神经系统更高级别结构（如皮质）的敏化。来自外周神经系统的反复有害刺激导致中枢疼痛神经元的累积活动，在疼痛刺激与下一个刺激之间神经系统结构未能恢复到基线水平，同时由于疼痛调节和抑制机制的不足，患者对疼痛的心理反应也会增强。

头痛导致失眠是因为疼痛可能会影响入睡或整夜睡眠。特定的头痛可能会导致睡眠中断（丛集性头痛）或清晨过早醒来（夜间偏头痛）。然而，与头痛相关的其他症状或情况通常才是失眠的罪魁祸首，比如前文所述的焦虑和抑郁。

反过来呢？严重失眠，尤其是频繁或持续性的失眠，会导致疲劳，这是紧张性头痛患者和偏头痛患者报告的常见诱发因素。疲劳（如有）与头痛的关系目前还只是推测，这是一个尚未探索的领域，需要医学界进一步研究。

## 如何使用睡眠日记

头痛日记能帮助我们观察头痛难以捉摸的规律，睡眠其实也是如此。只要养成良好的睡眠习惯，做好相关睡眠卫生，大多数睡眠问题可以迎刃而解。记录睡眠日记本身也是针对失眠的行为治疗方式之一。通过记录睡眠日记，我们可以计算出自己的总睡眠时间。当谈到睡眠规律时，人们很容易只关注夜晚发生的事情。其实，白天的行为习惯对我们的睡眠同样重要，所以睡眠日记通常按昼夜来分别记录。对于医生来说，睡眠日记中的具体信息通常比患者关于睡眠习惯的回忆更可靠、有用。

此外，失眠患者还可以填写睡眠记录表，它能帮助人们识别睡眠中断和其他可能影响睡眠质量的因素，通过这些习惯的细节可以推测出睡眠问题的原因。请在起床后的3小时内填写前一天和前一晚的情况，就诊时该信息也可用来帮助医生评估患者情况。

睡眠日记最重要的就是保持更新，这有助于避免记忆空白。出于这个原因，平时可以把睡眠日记和笔放在一个触手可及的地方，这样有利于提醒自己并随时填写。医生通常建议患者至少坚持填写睡眠日记一周。

一般来说，当回顾睡眠时，几个问题可以帮助评估你的睡眠状态：

- 我有足够的睡眠时间吗？
- 我的睡眠时间表是大体一致的还是充满波动？
- 我在床上躺了很长时间却无法入睡吗？
- 我的夜间睡眠被干扰了吗？如果是的话，日记中什么规律可以解释其原因？
- 我的睡眠是否令人满意？我白天感到困倦吗？
- 我白天小睡的时间太长或太晚，是否会影响我的夜间睡眠？
- 我使用酒精、咖啡因和药物是否会影响我的睡眠时间或睡眠质量？

　　以下分别是睡眠日记（表7、表8）和睡眠记录表（表9）的样例，仅供参考。

## 表7　睡眠日记1

| 请在早晨完成记录 | | | | | | | |
|---|---|---|---|---|---|---|---|
| 开始时间<br>日期 | 第一天 | 第二天 | 第三天 | 第四天 | 第五天 | 第六天 | 第七天 |
| 几点上床 | PM<br>AM | PM<br>AM | PM<br>AM | PM<br>AM | PM<br>AM | PM<br>AM | PM<br>AM |
| 几点尝试入睡 | AM<br>PM | AM<br>PM | AM<br>PM | AM<br>PM | AM<br>PM | AM<br>PM | AM<br>PM |
| 花了多久入睡 | 时　分 | 时　分 | 时　分 | 时　分 | 时　分 | 时　分 | 时　分 |
| 今早几点醒来 | AM<br>PM | AM<br>PM | AM<br>PM | AM<br>PM | AM<br>PM | AM<br>PM | AM<br>PM |

### 夜间醒来几次

| | | | | | | | |
|---|---|---|---|---|---|---|---|
| 次数 | | | | | | | |
| 几分钟 | | | | | | | |
| 昨晚总计入睡时长 | 时　分 | 时　分 | 时　分 | 时　分 | 时　分 | 时　分 | 时　分 |

### 如何评价你的睡眠质量

| | | | | | | | |
|---|---|---|---|---|---|---|---|
| 很糟糕 | ○ | ○ | ○ | ○ | ○ | ○ | ○ |
| 糟糕 | ○ | ○ | ○ | ○ | ○ | ○ | ○ |
| 一般 | ○ | ○ | ○ | ○ | ○ | ○ | ○ |
| 好 | ○ | ○ | ○ | ○ | ○ | ○ | ○ |
| 很好 | ○ | ○ | ○ | ○ | ○ | ○ | ○ |
| 你的睡眠被什么干扰了吗<br>（如果有干扰因素，请列举<br>出来，比如过敏、宠物、噪<br>声、身体不适等） | | | | | | | |
| 关于你的睡眠情况，还有什<br>么特殊情况需要记录的吗 | | | | | | | |

## 表8　睡眠日记2

| 请在夜晚完成记录 | | | | | | | |
|---|---|---|---|---|---|---|---|
| 开始时间<br>日期 | 第一天 | 第二天 | 第三天 | 第四天 | 第五天 | 第六天 | 第七天 |
| **喝咖啡的时间** | | | | | | | |
| 上午/下午/晚上/从不 | | | | | | | |
| 喝多少 | | | | | | | |
| **你今天锻炼了吗** | | | | | | | |
| 不多，只有几分钟 | | | | | | | |
| 有，锻炼的时间<br>（早晨、上午、傍晚、深夜） | | | | | | | |
| **今天小睡了吗** | □是<br>□否 | □是<br>□否 | □是<br>□否 | □是<br>□否 | □是<br>□否 | □是<br>□否 | □是<br>□否 |
| 是的话，睡了多久 | | | | | | | |
| 列举你今天服用的所有药物 | | | | | | | |
| **在上床约2～3小时之前，我摄入过** | | | | | | | |
| 酒精<br>一顿健康的餐食<br>咖啡因<br>不适用 | ○<br>○<br>○<br>○ | ○<br>○<br>○<br>○ | ○<br>○<br>○<br>○ | ○<br>○<br>○<br>○ | ○<br>○<br>○<br>○ | ○<br>○<br>○<br>○ | ○<br>○<br>○<br>○ |
| 列举入睡前的活动（包括阅读、使用电子产品、洗澡、放松练习等） | | | | | | | |

## 表9 睡眠记录表

| 白天 | 周日 | 周一 | 周二 | 周三 | 周四 | 周五 | 周六 |
|---|---|---|---|---|---|---|---|
| 你小睡了吗 | □是<br>□否 | □是<br>□否 | □是<br>□否 | □是<br>□否 | □是<br>□否 | □是<br>□否 | □是<br>□否 |
| 睡了多久 | 分钟 | 分钟 | 分钟 | 分钟 | 分钟 | 分钟 | 分钟 |
| 几点入睡 | | | | | | | |
| 下午6点之后你摄入咖啡因了吗 | □是<br>□否 | □是<br>□否 | □是<br>□否 | □是<br>□否 | □是<br>□否 | □是<br>□否 | □是<br>□否 |
| 下午6点之后你摄入酒精了吗 | □是<br>□否 | □是<br>□否 | □是<br>□否 | □是<br>□否 | □是<br>□否 | □是<br>□否 | □是<br>□否 |
| 下午6点之后你吸烟了吗 | □是<br>□否 | □是<br>□否 | □是<br>□否 | □是<br>□否 | □是<br>□否 | □是<br>□否 | □是<br>□否 |
| 你锻炼了吗 | □是<br>□否 | □是<br>□否 | □是<br>□否 | □是<br>□否 | □是<br>□否 | □是<br>□否 | □是<br>□否 |
| 下午6点之后你是否吃了(过多)零食 | □是<br>□否 | □是<br>□否 | □是<br>□否 | □是<br>□否 | □是<br>□否 | □是<br>□否 | □是<br>□否 |
| 你是否吃了任何有助睡眠的药物 | □是<br>□否 | □是<br>□否 | □是<br>□否 | □是<br>□否 | □是<br>□否 | □是<br>□否 | □是<br>□否 |
| 是什么药物 | | | | | | | |
| 剂量 | | | | | | | |
| 几点吃的 | | | | | | | |
| 白天是否有困意 | | | | | | | |
| **夜晚** | | | | | | | |
| 你几点关灯入睡 | | | | | | | |
| 你几点醒来 | | | | | | | |
| 你一共睡了多久 | | | | | | | |
| 夜间醒来几次 | | | | | | | |
| 给你的睡眠质量打个分 | | | | | | | |
| 你觉得你睡够了吗 | | | | | | | |

## 打造舒适的睡眠环境

如果出现睡眠障碍，我首先推荐的方案是非药物治疗，即营造良好的睡眠环境。一般情况下，想要睡得好，就意味着卧室需要在温度、噪声、床品、光线、湿度和空气质量这5个方面都能符合要求。但事实上很少有人能在睡觉环境上同时满足这 5 个条件。

### 1. 温度

人类进化了若干年，虽然处在地球食物链的上层，但是在睡觉时还是会感到脆弱无比。根据一项关于睡眠条件的调研，85%的受访者认为自己睡不好是因为温度的影响。

近一半的受访者因为早上太冷无法起床，此处还有47%的受访者因为太冷或者太热而难以入眠，甚至还有22%的受访者早上会被冻醒或冷醒。另外，我想再提醒一下，想要快速入睡，卧室的温度也不能太高。因为身体需要降低核心体温来启动内部的"睡眠程序"。建议大家睡前洗个热水澡，身体表面的血管扩张后核心体温就会下降，更有助于进入睡眠状态。

## 2. 噪声

根据调研，83%的受访者表示，不堪其扰的噪声污染是他们对自己睡眠质量非常不满意的另一个因素。而且调研发现，超过一半的受访者都遇到过因房间隔音差而被影响睡眠质量的问题。解决办法就是换个隔音条件相对较好的房间，或者可以换个双层玻璃窗。

但是如果为条件所限，短时间内没法换一个隔音好的房间，那还是有法可解——试试戴上隔音耳塞吧。

## 3. 床品

81%的受访者都会为床品烦恼，其中最多的困扰来源于枕头的高度和软硬度，其次是床品上残留皮屑、毛发和尘螨的问题。所以，想要睡得好，选个好枕头很重要。建议这么选枕头：柔软但要有支撑性，这样睡下去才能托起脖子；平躺时枕头支撑头的部分需要大约一拳高（5～7厘米），支撑脖子的部分要再高3～5厘米左右；枕头的宽度至少为肩宽的1.5倍，这样翻身的时候脑袋才不会从枕头上落下去。

保证床品干净，包括经常清扫床铺，勤晒枕头、被子和床单，或用吸尘器把床上的皮屑、尘螨等吸干净，可以有效解决因这些过敏原而造成的皮肤痒、打喷嚏等问题。

## 4. 光线

在前文的调研中，77%的受访者表示自己还会受光线困扰。58%的受访者因为周围太亮睡不着，还有41%的受访者表示睡觉中途开灯导致睡眠受影响。光线是清醒和睡眠之间转换的信号，身体会根据光线来哄你入睡或者催你醒来。如果长期处于明亮的环境，容易引起体内褪黑素等激素的变化，导致睡眠质量下降。因此，我建议大家在睡觉时尽可能"消灭"光源，如果觉得还不够黑，不妨戴上眼罩吧，让自己彻底陷入黑暗的梦乡。

## 5. 湿度和空气质量

调研中，甚至有69%的受访者表示，自己对湿度和空气质量也非常敏感。在我国北方生活的人早上起床时，可能会感到鼻腔特别干燥甚至流鼻血；在南方则容易因黏稠、闷热的空气难以入睡。如果觉得干燥，那就要多补水；如果觉得潮湿，可以开启空调除湿模式。比起一味被动等待环境改变，积极调整睡眠环境更能及早改善睡眠质量。

## 别拿情绪不当回事

### 情绪激动时头也痛起来

我在上一节"良好睡眠"中反复提及了焦虑、抑郁，想必大家对情绪与头痛之间千丝万缕的联系已经有所感悟。很多人也许都有这样的经历，每当工作、生活、学业中碰到种种不快，或是经历生气、愤怒、焦虑之后总会感到全身不适，头也会隐隐作痛。这种状况在高血压、动脉硬化、神经症患者中表现得尤为突出。头痛的发作反过来也常常使人烦躁不安且更容易生气。

研究发现，在人的大脑中存在着一个主要应答情绪的高级中枢，即边缘系统，其中包括大脑的海马回、杏仁核、隔区、皮质联合区及部分丘脑等结构。边缘系统也是主要的自主神经功能整合中枢，它和大脑皮质各区、丘脑及网状结构都有密切的联系。除此之外，边缘系统含有大量的神经递质，它们在致痛和镇痛过程中发挥着重要作用。

研究还发现，海马回能接受躯体的各种感觉刺激，并引起相应的情绪反应。当人们受到不良情绪影响时，这种感受通过相应的感受器和传导通路，向上传达到大脑皮质和边缘系统，边缘系统很快将情绪产生的信号通知位于下丘脑的自主神经高级中枢，同时促使脑下垂体分泌激素，导致交感神经兴奋和相关化学物质的释放。临床常见的神经性头痛，绝大部分都可以发现患者的心理问题背景，比如情绪不稳、伴睡眠障碍等，某些患者应用抗抑郁药后发现能有效缓解头痛。

人类的神经系统分为中枢神经系统和周围神经系统，其中周围神经系统分为传入神经和传出神经，传入神经也就是感觉神经。传出神经除了运动神经之外，还包括自主神经（又称植物神经），是能够自动调整器官作用和功能的神经，它又分为交感神经和副交感神经。交感神经系统和副交感神经系统是一对孪生子，它们的功能相反，但相互平衡和制约。

交感神经兴奋时，腹腔内脏及其末梢的血管会收缩，心跳加快、加强；支气管平滑肌扩张；胃肠运动和胃分泌受到抑制；新陈代谢亢进；瞳孔散大等。简单来说，就是身体进入战斗状态。副交感神经兴奋时，心跳则减慢、减弱；支气管平滑肌收缩；胃肠运动加强以促进消化液的分泌；瞳孔缩小等。此时的身体进入休养生息的状态。有些人一兴奋就会头痛是因为人在情绪兴奋的时候，交感神经系统也处于兴奋状态，因此会导致心跳加快、血压升高。血压升高通常会引起头痛，有高血压病史的人更应注意这个问题。现在家用血压计的应用也得到了普及，高血压患者及有潜在风险的人群应该定期测量一下血压，血压过高时要及时服药，以免发生心脑血管方面的问题。

另外，交感神经系统兴奋的时候，也会导致儿茶酚胺的分泌增多，而儿茶酚胺浓度的增加会导致血管痉挛，从而引起头痛。特别是有偏头痛病史的人，情绪的过度波动会诱发偏头痛。如果头痛得实在厉害可以先服用止痛药来缓解症状，或者是先平复一下情绪，等待症状慢慢缓解。偏头痛患者在日常生活中要注意控制好自己的情绪，避免大喜大悲而诱发身体不适。

## 早干预、早治疗

如果感觉自己近期的情绪状态不够稳定，可以先尝试心理健康评估。心理健康不只意味着没有心理障碍，而是每个人都能客观地认识到自己的能力，应对日常生活中的压力，有成效地工作和学习，并对家庭和社会做出贡献的一种状态。一旦发现情绪问题，就要早干预、早治疗，综合运用多种疗法，尽快摆脱情绪阴霾。很多研究证明，在及时干预情绪失调时，头痛状况也能有所缓解。

包括焦虑、抑郁、肥胖在内的问题已越来越多被证明与头痛相关。早在20世纪90年代，研究就揭示了偏头痛与抑郁障碍之间的双向关系，二者互为危险因素。2019年更有研究量化了这种关系：偏头痛使抑郁障碍的风险增加2倍。目前的研究表明，偏头痛人群中抑郁的发生率高于健康对照组。此外，与发作性偏头痛相比，慢性偏头痛更容易与抑郁一起出现。对于治疗效果不佳的慢性偏头痛患者，或转诊至神经内科头痛亚专科门诊的患者，推荐使用心理门诊常用的《PHQ-9量表》来帮助筛查抑郁状态。在及时干预情绪失调后，头痛状况也可能有所缓解。

情绪问题不光影响头痛，也会带来其他身体健康问题（内分泌、器官）。如果是情绪问题导致头痛，希望患者不要讳疾忌医——因不愿暴露个人心理状态而默默扛住痛苦。现代医学发展了这么长时间，药物已经能够帮助合理控制心理疾病的症状。

在这种共病的情况下，如果服药治疗，医生会尽量开具具有多重作用机制的药物，比如文拉法辛、阿米替林等（表10）。不过需要注意的是，一些抗抑郁药和偏头痛药物之间也可能存在相互作用的风险。比如，常见治疗头痛的钙离子通道拮抗剂氟桂利嗪是不推荐有情绪障碍的患者使用的，因为氟桂利嗪的不良反应有嗜睡、体重增加、抑郁、锥体外系反应[①]等。而用于治疗偏头痛的特异性药物曲坦类和SSRI/SNRI类若与5-羟色胺能药物联合使用，可能会增加出现5-羟色胺综合征的概率（表11）。

如果不太摸得准自己情绪与头痛的关联，可以同步做个心情树洞笔记，与头痛日记一起，定期观察自己的情绪状态，及时避免情绪爆炸对头痛的波及。另外，学会好好休息也是兼有情绪问题的头痛患者的必修课。

---

① 又称锥体外系症状，当身体的运动系统受到某些干扰（如药物）导致无法正常灵活作用时，会发生肌肉张力异常、类帕金森病、迟发性运动障碍及静坐不能等现象。

## 表10　传统抗抑郁药物

| 药物名称 | 作用机制 | 不良反应与注意事项 |
|---|---|---|
| 阿米替林（三环类抗抑郁药） | 三环类抗抑郁药阻断了去甲肾上腺素能神经末梢和5-羟色胺（5-HT）[①]能神经末梢对去甲肾上腺素和5-羟色胺的再摄取，增加了突触间隙单胺类递质的浓度，临床上表现为抑郁症状的改善 | 常见不良反应有口干、嗜睡、便秘、视力模糊、排尿困难、心悸。偶见心律失常、眩晕、运动失调、癫痫样发作、直立性低血压、肝损伤及迟发性运动障碍，偶有糖尿病症状加重。心、肝、肾疾病严重患者，以及粒细胞减少、青光眼、前列腺肥大患者禁用，妊娠期前3个月禁用。癫痫患者和老年人慎用 |
| 马普替林（四环类抗抑郁药） | 5-羟色胺和去甲肾上腺素再摄取阻断剂，对羟色胺作用更强，对5-羟色胺作用较弱，具有抗抑郁、抗焦虑、镇静催眠、抗胆碱作用。适用于内因性抑郁症、反应性抑郁症、心境恶劣、广泛性焦虑症。抗胆碱作用比三环类轻 | 常见不良反应有口干、嗜睡、便秘、视力模糊、排尿困难、心悸 |

※　实际用药前须谨遵医嘱。

---

① 又称血清素，一种抑制性神经递质。最早从血清中发现，广泛存在于哺乳动物组织中，在大脑皮质及神经突触内含量很高。在人体内，5-羟色胺可以经单胺氧化酶催化生成5-羟色醛及5-羟吲哚乙酸，参与痛觉、睡眠—觉醒等生理功能的调节。

## 表 11 新型抗抑郁药物

| 药物名称 | | 作用机制 | 不良反应与注意事项 |
|---|---|---|---|
| 黛力新 | | 氟哌噻吨是一种经典的抗精神病药，美利曲辛属于三环类抗抑郁药 | 三环类抗抑郁药虽然疗效得到认可，但目前应用得越来越少，其中一个重要原因就是对心血管的副作用。过量使用会导致心律失常 |
| 选择性 5-羟色胺再摄取抑制药（SSRIs） | 舍曲林 | 5-羟色胺再摄取抑制 | 禁止与单胺氧化酶抑制剂（MAOIs）合用 |
| | 帕罗西汀 | 同上 | 同上 |
| | 艾司西酞普兰 | 同上 | 同上 |
| | 西酞普兰 | 同上 | 同上 |
| | 氟伏沙明 | 同上 | 同上 |
| | 氟西汀 | 同上 | 同上 |
| 5-羟色胺和去甲肾上腺素再摄取抑制剂（SNRIs） | 文拉法辛 | 5-羟色胺和去甲肾上腺素再摄取抑制 | 不良反应少。大剂量可诱发癫痫，突然停药可能有撤药反应 |
| | 度洛西汀 | 同上 | 禁止与 5-羟色胺能药物合用 |
| 去甲肾上腺素和特异性 5-羟色胺能抗抑郁药（NaSSA） | 米氮平 | 选择性拮抗 5-羟色胺 2 型受体和 5-羟色胺 3 型受体，拮抗肾上腺素受体的作用 | 体重增加 |

※ 实际用药前须谨遵医嘱。

154

# 正念练习

正念（mindfulness）现下已成为广受大众欢迎的健康生活方式之一。练习者会不断被老师提醒将注意力集中在"呼吸的流动"上，借此更专注在当下，以真正看清世事。

这种方式并不旨在消除压力，而是要帮助人们找到一个和压力共存的生活方式。

正念本身是一个佛教的概念，从坐禅、冥想、参悟等发展而来。它强调有目的、有意识地去关注、觉察当下的一切，但对当下的一切又不做任何判断、分析和反应，只是单纯地觉察、注意它。后来，正念发展成为一种系统的心理疗法，即正念疗法。

当代内观大师德宝法师（Bhante Henepola Gunaratana）在他的禅修经典著作《观呼吸：平静的第一堂课》（*Mindfulness in Plain English*）里对正念的解释是："头脑就像一头野象。正念就像一根绳子。呼吸就是固定住绳索的柱子。在专注于呼吸的冥想过程中，这头野象会被驯服，变得沉着、冷静并集中精力，它可以拆穿所有掩盖现实的虚幻现象。"

"随着时间的推移，你的思维会平静下来，你可以听到更微妙的东西 —— 你的直觉出现了。你可以开始更清楚地看到事物，并且了解现状。你的头脑正在慢下来，你会看到一个巨大的空间，远远超过你以前看到的一切。"

正念治疗创伤后应激障碍（PTSD）有一个神经通路假说，即正念减弱了创伤记忆再现的回路。正念练习适合独处时进行，其好处包括：

- 改进生活态度，改善身体状况，提升生活质量和工作效率。
- 化繁为简，在不可避免的日常压力中变得更顺应和达观。
- 挖掘我们的潜能，获得更大的价值感、满足感和愉悦感。

如果半夜实在控制不住胡思乱想，不妨跟着以下指令做一套"正念体操"：

① 闭上双眼，双手自然下垂。
② 把注意力集中到呼吸上。
③ 不要试图控制你的呼吸，感受你的呼吸、空气在你身体里的流转。
④ 把你的全部注意力逐渐移动到腹部。深深地吸气，感觉腹部微微隆起；再缓慢呼气，让腹部恢复原状。
⑤ 专注于每一次呼吸，把周遭的一切都放下。

在情绪不佳时，可以持续练习8周，在第6周左右尝试全天静默冥想训练。

# 给上班族的头痛生活建议

在我国18～65岁的工作人群中，头痛疾病的年患病率为28.5％。头痛不仅给患者带来了痛苦，影响了他们的生活质量，同时也给社会造成了巨大的经济负担。为此，世界卫生组织于2004年发起了减轻头痛负担的全球行动（Lifting the burden: the global campaign against headache），其目的在于让患者、医务人员、卫生行政管理部门重视头痛问题，制定并落实能够减轻头痛负担的策略。很多人在日常上班过程中会出现头痛的症状，大家知道其中的原因吗？又该怎么办呢？可以吃一些食物缓解吗？下面我将结合临床经验来阐述针对上班族的一些实用建议。

上班族经常头痛的原因也多有迹可循，疼痛原因通常有以下几点：

1. **颈椎病**

久坐伏案的办公室职员、教师、IT从业者等常会产生头痛、头晕、头胀等症状，这类症状很可能与颈椎肌肉紧张有关，因此可能是颈源性头痛。

2. **办公室环境**

现代办公楼里基本都安装了中央空调，同时为了保持室内温度的恒定，办公室的门窗总是紧闭，这样便形成了一个密闭的环境，导致空气不流通。办公室内的设备如复印机、电脑和激光打印机在工作时会产生高浓度臭氧和有机废气。万一赶上办公室装修，装饰材料、空调系统会产生多种污染物质，这样就造成了空气质量的严重下降。此外，如果空调机经常得不到清洗，内部可能滋生细菌、霉菌和病毒，这些致病微生物随空调吹出的风进入办公室，将使空气进一步混浊。长期在这样的环境里工作，必然会导致人们的健康状况不佳，出现头痛、眩晕、疲倦，甚至产生呼吸不畅、心律不齐、精神紊乱等症状。

### 3. 负面情绪影响

当代工作、家庭、学业等重压让人感到焦虑、紧张、疲倦，一种时而发作又颇为常见的头痛就出现了，即紧张性头痛。这种头痛通常表现为，整个头部及颈部感到疼痛，而且疼痛很少只集中在一侧。如果日常生活中能学会把压力分散开来，忙碌时不要太忙，见缝插针地娱乐一下，闲暇时也不要太闲，就能帮助你远离头痛。

另外，相关研究还表明头痛和抽烟也有关联。而且烟草的尼古丁含量越高，头痛的发作就越频繁。

那么，忙碌时一刻都停不下来的上班族一旦遭遇头痛的话，该怎么办呢？我提供了以下日常生活中可以尝试的建议，以供大家参考。

1. 适当锻炼

很多公司都给雇员提供免费的健身房，希望员工可以通过锻炼身体来达到减少疾病发作的目的。锻炼可以帮助患者加强各方面的免疫力，这些都有助于减轻患者疾病发作时的疼痛感。但是，锻炼时要记得适量，过度锻炼可能造成损伤。

2. 合理膳食

不要吃过多荤腥、油腻和辛辣的食物，这些食物会刺激肠胃，把疾病惹上身。

3. 作息规律

哪怕工作再忙，在头痛发作的时候，也要尽量在一个安静的环境里休息，让身体和精神尽量放松。平时养成良好的作息习惯并保障睡眠质量。

4. 注意保暖

进入冬季以后，室内外气温差异比较大，忽冷忽热就容易造成头痛。平时除了关注气候变化之外，还需要及时添加衣服并注意头部保暖。

5. 情志舒畅

有头痛史的人要保持一个放松的心态，这样会让人的心理负担减少，避免因情绪波动较大而导致头痛发作。休假的时候多听一些轻音乐或者看一些喜剧，逛逛画展，这些也可以帮助患者驱散烦躁、忧虑的情绪。

最后，我想要提醒大家，工作固然重要，但是身体更加重要。无论头痛与否，都应在努力工作的同时照顾好身体，合理作息，劳逸结合，时刻保持愉悦的心情。不要顾忌在工作场合提及头痛，在工作环境中面对偏头痛发作的办法和心态绝不能靠"忍"。只有经历过的人才知道，头痛的那一刻会感到多么无助，旁人无法感同身受。忍耐痛苦并不值得推崇，可敬的是不被痛苦击败的精神力量，而非痛苦本身。在与头痛共存的日子里，最大限度减少它对身心和生活的伤害才是最要紧的。

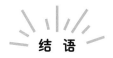

**结 语**

# 照顾好自己，就趁现在

　　从开始就读医学专业到步入工作，我一直以减轻患者的痛苦为目标。然而很多时候，我确实会分身乏术，临床诊断过程中总是来不及多叮嘱患者几句，也遇到过一些因为不了解头痛而焦虑，从而加重病情的患者。于是我尝试建立个人公众号，在知乎及其他平台的专栏上写一些科普文章，并在编辑的邀请下，将我认为每个人都应该了解的头痛知识整理成这本书，以期每个人都能多了解一点头痛相关的知识。我知道，患者不仅需要药物的治愈，还需要足够的知识来帮他们摆脱认知空白的慌张，更需要足够的安慰来帮他们勇敢面对恼人的疼痛折磨。

　　我曾经读过一句很有意思的话："借事修人，借假修真。"这是佛经里面的一种说法，意思是通过对肉身的磨炼修成罗汉真身。现在常指人们借助做　些事情，来提廾自己更为本质的能力。但是，世上很多事情并不只靠单方面的努力就可以实现，影响事物进程的东西实在多如牛毛，所以会有天时、地利、人和的说法。早悟早修之固然是好，但要知道，人生肯定是有缺憾的，什么都完美的状态不会一直存在，包括健康。以头痛不适为例，头痛经常反复发作，迁延不愈。所以，带着疾病生存也许才是一种常态。我们需要修炼的，就是一颗即使历经种种痛苦也依旧强大如初的内心。

如果正在读这本书的你暂时健康无恙，那么除了赞叹你的幸运之外，我也非常感谢你对医学发展进程的关注。在我看来，医学是人类智慧与勇气的象征，因为人们通过医学将自己从自然条件的限制中解放出来，保护自己免受病毒、细菌等夺命威胁。虽然在战胜病魔方面医学尚未获得完全胜利，但当人类开始寻找治愈自己的药物，开始诞生医护这个充满使命与关怀的职业时，我们就看到了这种生物学和医学上的智慧的增长。所有五感无法触及的地方，人类都会凭借大脑的智慧不断抵近。

如果读这本书的你正在被头痛所困扰，那么请允许我给你一个宽慰的拥抱并祝你早日康复。虽然我无法切身体会病痛的折磨，但我深切地知道，头痛会给人的身体和心灵带来许多痛苦，并严重影响到日常生活。我只能讲解一些知识以期让你别那么焦虑，介绍一些药物以让你的痛苦减轻。很抱歉，我只能做这么多。不过我相信，随着脑神经科学的进步，患者的头痛一定会有得以痊愈的一天。

通过本书，我想让大家知道，头痛的发生是多重诱发因素叠加作用的结果。所以，请务必注意你的生活方式所带来的影响。与急剧变化的世界相比，人体的进化与遗传变异都太过缓慢，还无法应对生活方式的改变所造成的各种慢性疾病。所有疾病的预防与治愈都需要良好习惯的配合，所以请照顾好自己，也要照顾好自己的生活。

希望这本书能让大家对头痛多一些了解，也请大家对医学的未来充满信心。

# 名词解释

　　以下术语的解释旨在帮助读者理解专业术语在文中出现时的对应含义，以获得相对完整、明晰的阅读体验。内容主要参考自《国际头痛疾病分类》第3版中文翻译版"名词解释"部分。读者可依照词语首字母的拼音顺序来相应查阅。


## B

伴随症状　　　　症状通常伴随头痛共同出现，而不是在头痛发生前
　　　　　　　　或由头痛引发。例如，在偏头痛中，最常见的伴随
　　　　　　　　症状是恶心、呕吐、畏光和畏声；而畏嗅、腹泻和
　　　　　　　　其他症状比较少见。

表位　　　　　　又称抗原决定簇。指抗原分子中与相应抗体发生反
　　　　　　　　应的特定部位，是抗原分子表面几个氨基酸残基组
　　　　　　　　成的特殊序列及其空间结构，也是抗原特异性的基
　　　　　　　　础。多数蛋白质抗原具有多个表位，可分别被B细
　　　　　　　　胞和T细胞受体所识别。

搏动性（样）的　像心跳样的，或脉搏跳动样的。

## C

触痛　　　　　　经触碰或轻压就会引发的疼痛或不适感，而正常情
　　　　　　　　况下，相同强度或力度的按压不会引起类似的感觉。

刺痛　　　　　　突发短暂的疼痛，持续不超过1分钟（多为1秒钟甚
　　　　　　　　至更短）。

## D

单侧　　　　　　仅在左侧或右侧，不会越过中线。单侧头痛也可以是
　　　　　　　　某一侧的额叶、颞叶或枕叶。如果偏头痛先兆是感觉
　　　　　　　　或运动异常，那么它必然是单侧整体或局部的异常。

## F

发作持续时间　　从头痛（或疼痛）开始到这次头痛（或疼痛）终止
　　　　　　　　的时间，且这段时间符合某一头痛类型或亚型的诊
　　　　　　　　断标准。在偏头痛或丛集性头痛发作停止后，会继
　　　　　　　　之出现一种非搏动性的轻度头痛，且无伴随症状，
　　　　　　　　这一时间内的头痛不属于头痛发作，这段时间亦不
　　　　　　　　在头痛发作持续时间内。如果患者在头痛发作时进
　　　　　　　　入睡眠状态，醒来时头痛缓解，那么头痛发作持续
　　　　　　　　时间则截至睡醒前。如果一次偏头痛发作服药后完
　　　　　　　　全缓解，而48小时内再次出现头痛发作，那么后者
　　　　　　　　可能是上一次头痛在外源性缓解后的延续，也可能
　　　　　　　　是一次新的头痛发作。这需要依靠经验、病史等进
　　　　　　　　行区分（参见发作频率）。

| 发作频率 | 在某一时段（通常为1个月）内的头痛发作次数和该段时间的比值。就偏头痛而言，头痛发作在服药后中止，但在48小时内还会再发，这对于确定发作频率较为困难。国际头痛学会发布的《偏头痛的临床药物对照试验指南》第2版中推荐了使用头痛日记的解决方案：只计数和上一次发作间隔至少一整天的头痛发作。 |

## G

| 广泛性焦虑症 | 对一系列生活事件或活动感到过分的、难以控制的慢性担忧的焦虑障碍。 |
| 过敏（症） | 人体接触或注射了并未超量、平时能够承受的特种抗原时，突然发生迅猛异常的生理性反应的症状。 |

## J

| 激动剂 | 也称兴奋剂。具有与体内特定靶分子结合的较强亲和力，但减弱或阻止其活性或信号转导途径，使其功能活跃，从而表现出相应的生理效应或药理作用的药物、酶、化学品或激素类物质。一般分为选择性的与非选择性的两种：选择性的只对某一种反应起促进作用，非选择性的对某一类反应起促进作用。 |
| 继发性头痛（症） | 由另一种潜在的疾病引起的头痛（症）或头痛疾病。在《国际头痛疾病分类》第3版中，继发性头痛是由致病性疾病引起的。继发性头痛不同于原发性头 |

痛。继发性头痛可能具有原发性头痛的特征，但仍
符合由另一种疾病引起的因果关系的标准。

剂量　　　　　一次给药后产生药物治疗作用的数量。单位重量以千
克（kg）、克（g）、毫克（mg）、微克（μg）这四级
重量计量单位表示；容量以升（L）或毫升（mL）表示。

戒断症状　　　停止或减少使用某些药物后出现的特殊心理生理综
合征。表现为兴奋、失眠、流泪、流涕、出汗、震
颤、呕吐、腹泻，甚至虚脱、意识丧失等。

拮抗剂　　　　指与受体只有较强的亲和力，而无内在活性的药物，
故不产效应，但能阻断激动药与受体结合，因而对
抗或取消激动药的作用。拮抗剂只是一种抑制剂。

## M

慢性　　　　　在疼痛学术语中，慢性主要指持续超过3个月。在
头痛术语中，继发性头痛持续超过3个月可定义为
"慢性"；而对于原发性头痛，慢性是指头痛发作次
数频繁到"发作性"不足以来描述的程度，而不局
限于"超过3个月"这样一个时间段。但是三叉神
经自主神经性头痛是个例外，只有当症状在超过1
年的时间内未能缓解才被称为"慢性"。

面痛　　　　　发生在眶耳线以下，颈部以上，耳郭之前的疼痛。

## N

耐受　　　　　由于连续使用某药而对药物某一剂量的反应下降的

现象。如经常饮酒或大量饮酒的人，需要更高剂量的酒精才能获得原来较低剂量就能获得的效果。

## S

| | |
|---|---|
| 闪光 | 一种视幻觉，是经典的偏头痛先兆。主要表现为强弱闪烁的亮光，一般以每秒 8 ~ 10 个闪烁为周期。 |
| 神经递质 | 由神经细胞合成、神经末梢释放的特殊信使物质。能作用于特异性受体，介导信息传递。 |
| 神经胶质细胞 | 构成神经系统的另一大类细胞。其胞突不分树突和轴突，没有传导神经冲动的功能。数量比神经元多 10 ~ 15 倍，广泛分布于中枢和周围神经的神经元之间，形成网状支架，主要对神经元起着支持、绝缘、营养和防御等作用。 |
| 神经痛 | 在某一神经或多支神经分布支配区的疼痛。 |
| 神经影像 | 脑组织的 CT、MRI、PET、SPECT 或核素显像，包括功能模式。 |
| 神经元 | 又称神经细胞。神经组织的基本结构和功能单位，是一种高度分化的细胞。具有感受刺激、整合信息和传导冲动的能力。形态多样，可分为胞体、树突和轴突。 |
| 受体 | 能与细胞外专一信号分子（配体）结合引起细胞反应的蛋白质。 |

## T

| | |
|---|---|
| 特异性 | 只与特定事物相关，具有专一性。 |

| | |
|---|---|
| 疼痛 | 疼痛是一种令人不快的感觉和情绪上的感受，伴有实质上的或潜在的组织损伤，或是在符合上述组织损伤时的描述性主观感受。 |
| 痛觉 | 不适或疼痛的感觉来源于不经常感受到的刺激。它区别于痛觉过敏。 |
| 痛觉过敏 | 对预期引起痛苦的刺激反应知觉的增强。痛觉过敏区别于触摸痛，它由不疼痛的刺激引起。 |
| 头痛 | 发生在眶耳线以上的疼痛。 |
| 头痛（或疼痛）发作 | 头痛（或疼痛）开始发生，并保持在某一程度达数分钟到72小时，而后逐渐消失至完全无痛的过程。 |
| 头痛天数 | 在一段观察期内（通常为1个月），头痛发作的天数（无论发作在每一天的什么时候，只要该日有头痛发作即记为1天）。 |

**W**

| | |
|---|---|
| 畏光 | 对光线／光照过于敏感，从而产生躲避反应。 |
| 畏声 | 对声音过于敏感，从而产生躲避反应。 |

**X**

| | |
|---|---|
| 腺苷 | 一种重要的神经调质。在中枢神经系统参与调节睡眠、觉醒、学习记忆、抑郁和焦虑等多种生理和病理过程。 |
| 先兆 | 先兆是有先兆偏头痛发作时的早期症状，是局灶性脑功能障碍的体现。典型的先兆持续20～30分钟，常先于头痛发作。 |

| 新发头痛 | 患者之前没有发生过的任何一种类型、亚类或亚型的头痛，现在发生了。 |
| 血管痉挛 | 动脉或小动脉的收缩引起了相应供血区组织灌注下降。 |

## Y

| 压迫/紧缩性（痛） | 一类常见的疼痛性质，像头戴钢盔样的压迫痛或紧缩、憋塞感。 |
| 抑郁症 | 以情绪显著而持久的低落为基本临床表现，并伴有相应的思维和行为异常的一种精神障碍。 |
| 抑制剂 | 阻滞或降低化学反应速度的化学物质。 |
| 应激 | 个体察觉环境刺激对生理、心理及社会系统过重负担时的整体现象，以及对它们的生理、心理反应的总和。所引起的反应可以是适应或适应不良的。 |
| 原发性头痛（症） | 头痛（症）不是由另一疾病引起或归因于另一疾病。它区别于继发性头痛。 |
| 缘于 | 在《国际头痛疾病分类》第3版中，这个术语描述了继发性头痛与被认为是造成该疾病的相关性。它需要符合的条件是，确定一个可接受的因果关系的证据。 |

## Z

| 针刺样（痛） | 短促的闪电样的、电击般的疼痛沿着神经根或神经走行。 |

之字形线   偏头痛视觉先兆所形成的图形。

中枢敏化   伤害性刺激的输入增强了中枢神经系统感知疼痛反应的现象。

阻滞剂   也称受体拮抗剂，指能与受体结合，并能阻止激动剂产生效应的一类配体物质。

# 参考文献

[1]  BAER R A. Mindfulness training as a clinical intervention: A conceptual and empirical review [J/OL]. Clinical Psychology: Science and Practice, 2003, 10: 125–143.

[2]  BOYD J E, LANIUS R A, MCKINNON M C. Mindfulness–based treatments for posttraumatic stress disorder: a review of the treatment literature and neurobiological evidence [J/OL]. Journal of psychiatry & neuroscience: JPN, 2018, 43（1）: 7–25.

[3]  BRUNTON L. Goodman & Gilman's: The Pharmacological Basis of Therapeutics [M]. New York: McGraw–Hill Education, 2006: 547–559.

[4]  DARLING M. The use of exercise as a method of aborting migraine [J/OL]. Headache, 1991, 31（9）: 616–618.

[5]  DO T P, REMMERS A, SCHYTZ H W, et al. Red and orange flags for secondary headaches in clinical practice: SNNOOP10 list [J/OL]. Neurology, 2019, 92（3）: 134–144.

[6]  FOLLETTE V, PALM K M, PEARSON A N. Mindfulness and trauma: implications for treatment [J/OL]. Journal of Rational–Emotive and Cognitive–Behavior Therapy, 2006, 24（1）: 45–61.

[7]  FUSS J, STEINLE J, BINDILA L, et al. A runner's high depends on cannabinoid receptors in mice [J/OL]. Proceedings of the National

Academy of Sciences of the United States of America, 2015, 112( 42 ): 13105-13108.

[8]  HARRISON E M, YABLONSKY A M, POWELL A L, et al. Reported light in the sleep environment: enhancement of the sleep diary [J/OL]. Nature and Science of Sleep, 2019, 11: 11-26.

[9]  KARSAN N, GOADSBY P J. Biological insights from the premonitory symptoms of migraine [J/OL]. Nature Reviews. Neurology, 2018, 14 ( 12 ) : 699-710.

[10]  LIU R, YU S, HE M, et al. Health-care utilization for primary headache disorders in China: a population-based door-to-door survey [J/OL]. The Journal of Headache and Pain, 2013, 14 ( 1 ) : 47.

[11]  NYHOLT D R, BORSOOK D, GRIFFITHS L R. Migrainomics — identifying brain and genetic markers of migraine [J/OL]. Nature Reviews Neurology, 2017, 13 ( 12 ) : 725-741.

[12]  PRIOR J. Perimenopause lost — reframing the end of menstruation [J/OL]. Journal of Reproductive and Infant Psychology. 2006, 24: 323-335.

[13]  STEIN C. The control of pain in peripheral tissue by opioids [J/OL]. The New England Journal of Medicine, 1995, 332 ( 25 ) : 1685-1690.

[14]  STRELNIKER Y M. Intensive running completely removes a migraine attack [J/OL]. Medical Hypotheses, 2009, 72 ( 5 ) : 608.

[15]  VETVIK K G, MACGREGOR E A. Menstrual migraine: a distinct disorder needing greater recognition [J/OL]. The Lancet. Neurology, 2021, 20 ( 4 ) : 304-315.

参考文献

[16]  ZHANG B Z, CHU H, HAN S, et al. SARS-CoV-2 infects human neural progenitor cells and brain organoids [J/OL]. Cell Research, 2020, 30（10）: 928-931.

[17]  中华医学会疼痛学分会头面痛学组，中国医师协会神经内科医师分会，疼痛和感觉障碍专委会. 中国偏头痛防治指南[J]. 中国疼痛医学杂志, 2016, 22（10）: 721—727.

图书在版编目（CIP）数据

我头痛你的头痛 / 王晓晴著. -- 贵阳 : 贵州人民
出版社, 2024.3
　　ISBN 978-7-221-18049-0

Ⅰ. ①我… Ⅱ. ①王… Ⅲ. ①头痛－诊疗 Ⅳ.
①R741.041

中国国家版本馆CIP数据核字(2023)第254349号

WO TOUTONG NIDE TOUTONG

# 我头痛你的头痛

王晓晴　著

出 版 人：朱文迅
选题策划：后浪出版公司
出版统筹：吴兴元
编辑统筹：王　頔
策划编辑：周湖越　王潇潇
责任编辑：左依祎
特约编辑：张冰子
装帧设计：墨白空间
责任印制：常会杰
出版发行：贵州出版集团　贵州人民出版社
地　　址：贵阳市观山湖区会展东路SOHO办公区A座
印　　刷：嘉业印刷（天津）有限公司
经　　销：全国新华书店
版　　次：2024年3月第1版
印　　次：2024年3月第1次印刷
规　　格：889毫米×1194毫米
开　　本：1/32
印　　张：5.5
字　　数：92千字
书　　号：ISBN 978-7-221-18049-0
定　　价：48.00元

贵州人民出版社微信